Tapiwa Murevanemwe

Padrão das causas da mortalidade de menores de cinco anos na África Austral

Tapiwa Murevanemwe

Padrão das causas da mortalidade de menores de cinco anos na África Austral

Um estudo exploratório da Comunidade de Desenvolvimento da África Austral (SADC)

ScienciaScripts

Cover image: www.ingimage.com

This book is a translation from the original published under ISBN 978-620-2-07841-2.

Publisher:
Sciencia Scripts
is a trademark of
Dodo Books Indian Ocean Ltd. and OmniScriptum S.R.L publishing group

120 High Road, East Finchley, London, N2 9ED, United Kingdom
Str. Armeneasca 28/1, office 1, Chisinau MD-2012, Republic of Moldova, Europe
Printed at: see last page
ISBN: 978-620-7-93676-2

RESUMO

Contexto: A mortalidade dos menores de cinco anos (U5M) é um dos desafios de saúde pública que registou um declínio maciço na última década a nível mundial. No entanto, continua a ser um grande desafio para os 15 Estados membros da Comunidade de Desenvolvimento da África Austral (SADC), onde o declínio é muito pequeno. O objetivo deste estudo foi explorar os padrões das causas da U5M na região da SADC, tendo em conta as semelhanças e diferenças entre os países, a fim de formular recomendações para resolver este problema.

Métodos: Trata-se de uma pesquisa bibliográfica com recurso a uma revisão sistemática da literatura que envolve métodos de análise qualitativos e quantitativos. Foram utilizados motores de busca como o Google Scholar, PubMed e Medline para recuperar 50 artigos de texto integral publicados em inglês entre 1990 e 2015 na SADC. Os dados sobre as causas da mortalidade de menores de 5 anos em cada país entre 1990 e 2015 foram extraídos das bases de dados da OMS e da UNICEF, enquanto a informação sobre o Índice de Desenvolvimento Humano (IDH) foi obtida da base de dados do Banco Mundial. O Microsoft Excel foi utilizado para analisar os dados, examinando as tendências de acordo com as causas da U5M. Os padrões identificados durante a análise dos dados foram utilizados para formular recomendações.

Resultados: As principais causas de mortalidade de menores de 5 anos diferem de uma sub-região para outra e estão associadas ao nível de desenvolvimento económico e ao clima de cada sub-região. As causas de mortalidade nos países com IDH elevado são principalmente as doenças não transmissíveis, como a prematuridade, as lesões e as anomalias congénitas, devido à redução das doenças transmissíveis, ao passo que nos países com IDH baixo a culpa é sobretudo das doenças transmissíveis: infecções respiratórias agudas, malária, VIH e doenças diarreicas devido a más condições de higiene, cuidados pós-natais inadequados e desnutrição. Além disso, a principal causa de mortalidade nos países da sub-região seca é o VIH/SIDA, uma vez que a prevalência do VIH entre a população adulta é relativamente elevada nesta sub-região, o que resulta em níveis elevados de transmissão de mãe para filho. Na sub-região húmida de latitude média, as principais causas são a prematuridade, as infecções respiratórias agudas e a malária. A malária continua a ser um problema importante devido à falta de acesso a redes mosquiteiras e às condições húmidas propícias à reprodução de mosquitos.

Conclusão: Embora o problema da infeção por U5M seja significativo em toda a região da SADC, existem claras diferenças causais sub-regionais. A importância da U5M na SADC exige uma estratégia sub-regional que tenha em conta as condições socioeconómicas e climáticas, de modo a que os países de cada sub-região possam trabalhar em conjunto, partilhando informações e conhecimentos para enfrentar os seus desafios comuns de saúde pública.

AVISO DE RECEPÇÃO

Gostaria de agradecer ao apoio académico da Universidade de Thammasat, Campus de Rangsit, e a todo o pessoal pela oportunidade e privilégio de fazer parte da Escola de Estudos Globais da Universidade de Thammasat.

Gostaria também de agradecer ao meu orientador, o Professor Assistente Tatchalerm 'Top' Sudhipongpracha, pelo seu apoio e paciência, pois sem ele este trabalho de investigação não teria sido possível.

Gostaria também de expressar a minha gratidão à minha família e amigos pelo seu amor, apoio inequívoco e encorajamento.

Índice

CAPÍTULO 1

INTRODUÇÃO

A taxa de mortalidade de menores de cinco anos é a probabilidade de um recém-nascido morrer antes de atingir a idade de cinco anos por cada 1 000 nados-vivos, se forem tidas em conta as taxas de mortalidade específicas por idade num determinado ano (Banco Mundial, 2016). A taxa de mortalidade de menores de cinco anos é um dos problemas de saúde a nível mundial que registou um declínio nas últimas duas décadas. A nível mundial, a TMM5 diminuiu de 90 para 43 mortes por 1 000 nados-vivos entre 1990 e 2015. Este declínio na mortalidade de menores de cinco anos não ocorreu ao mesmo nível em todo o mundo. Algumas regiões registaram um declínio muito rápido, enquanto outras ficaram para trás. Apesar de todos os progressos registados até agora, o problema da mortalidade de menores de cinco anos continua a ser muito elevado. Em 2015, 16 000 crianças com menos de cinco anos morreram todos os dias devido a doenças evitáveis. A África, e a África Subsariana em particular, continua a ter a taxa de mortalidade de menores de cinco anos mais elevada do mundo, apesar de todos os progressos realizados (ONU, 2015).

Em 2013, cerca de 48% das mortes de crianças em todo o mundo ocorreram na África Subsariana. Este valor representa um aumento das mortes de crianças em relação aos cerca de 30% registados em 1990. Além disso, o Fundo das Nações Unidas para a Infância prevê que, até 2050, 40% da mortalidade global de crianças com menos de cinco anos ocorrerá na África Subsariana e cerca de 37% das crianças com menos de cinco anos viverão nesta região (Banco Mundial, 2016).

Cerca de 4,4 milhões de crianças, incluindo 1,2 milhões de recém-nascidos, morrem na África Subsariana, o que representa cerca de 13 000 mortes por dia. Independentemente dos progressos realizados para alcançar os ODM, a África Subsariana regista o maior número de mortes de recém-nascidos e crianças. As cinco principais causas de mortalidade infantil na África Subsariana são as complicações relacionadas com o parto, as infecções infantis, as doenças do recém-nascido, o VIH/SIDA e a malnutrição. Embora existam muitas intervenções de saúde cientificamente comprovadas para tratar a U5M, incluindo medicamentos, mosquiteiros tratados com inseticida, vacinas e equipamento de cuidados obstétricos de emergência, muitos países africanos não estão a utilizar estes conhecimentos científicos para salvar a vida das crianças (Kinney et al., 2010).

Quase todas as crianças com menos de cinco anos que morrem de causas infecciosas em todo o mundo encontram-se na África Subsariana. Estas infecções incluem a malária, o VIH/SIDA e a pneumonia (Liu et al., 2015). As complicações relacionadas com o nascimento prematuro são também uma das principais causas de morte entre os recém-nascidos nesta região. É também referido que, se as tendências actuais se mantiverem, cerca de 4,4 milhões de crianças com menos de cinco anos morrerão em 2030 se nada for feito para resolver estes problemas. Além disso, a África Subsariana será responsável por cerca de 33% de todos os nascimentos a nível mundial e por cerca de 60% das mortes de crianças até 2030. Prevê-se também que a proporção de crianças com menos de cinco anos na África Subsariana aumente de 49-6% para 59-8% se não forem tomadas medidas para enfrentar este desafio (Liu et al., 2015).

1.1. Declaração do problema

A mortalidade de crianças com menos de cinco anos diminuiu globalmente, passando de 90 para 43 mortes por 1.000 nados vivos entre 1990 e 2015 em todas as regiões do mundo, mas a taxa de redução é demasiado lenta nos países da região da SADC, onde o problema da mortalidade de crianças com menos de cinco anos continua a ser um grande desafio para a saúde. Outros países desta região estão a registar um aumento da mortalidade infantil e o problema não está a melhorar. Os países da SADC, no seu conjunto, não atingiram a meta 4 A do ODM 4, que visava reduzir a mortalidade infantil em dois terços entre 1990 e 2015. Além disso, as projecções mostram que o problema da mortalidade das crianças com menos de 5 anos é suscetível de se agravar nos países da SADC se não forem postas em prática intervenções eficazes.

Tabela 1. U5MR nos países da SADC

Países da SADC	U5MR
Angola	157
Botsuana	44
República Democrática do Congo	98
Lesoto	90
Madagáscar	50
Malawi	64
Maurice	14
Moçambique	79
Namíbia	45
Seychelles	14
África do Sul	41

Suazilândia	61
Tanzânia	49
Zâmbia	64
Zimbabué	71
Média SADC	62.73

Fonte: (Banco Mundial, 2016)

1.2. Questões de investigação

1 Quais são as principais causas da mortalidade infantil nos países da SADC?

2 Quais são as diferenças e semelhanças entre os países da SADC em termos das principais causas do U5M?

3 Existe um padrão identificável para as causas do U5M nos países da SADC, dependendo da localização geográfica e da situação económica nacional?

1.3. Objectivos da investigação

1 Compreender as principais causas da U5M na região da SADC em comparação com outras regiões do mundo.

2 Compreender as principais causas da U5M em cada país da SADC.

3 Analisar e identificar as características do U5M nos países da SADC.

4 Analisar as causas da U5M na região da SADC em termos de geografia e nível de desenvolvimento económico.

5 Desenvolver recomendações baseadas nos dados disponíveis para que os países da SADC trabalhem em conjunto para erradicar a U5M.

1.4. Racional

É importante compreender as semelhanças e diferenças nas causas do U5M nos países da SADC, uma vez que isso permitirá fazer recomendações sobre o que cada país pode fazer para resolver este problema. Os países que estão a ficar para trás podem adotar o que outros países estão a fazer para enfrentar este desafio. É necessário compreender as causas da U5M nos países da SADC para acelerar o progresso na redução da U5MR, de modo a que os países desta região possam também alcançar os ODS até ao ano 2030. É também necessário compreender as causas da U5MR nos países da SADC para evitar a projeção da UNICEF de que, até 2050, 40% da mortalidade global de menores de cinco anos ocorrerá nesta região. Isto só será possível se as causas e a dinâmica deste problema forem bem compreendidas.

Os resultados de saúde dos indivíduos e das comunidades são influenciados pelos determinantes sociais da saúde. Existem muitos determinantes sociais da saúde e a OMS agrupou-os em três determinantes principais, nomeadamente o ambiente social e económico, o ambiente físico e as características e comportamentos individuais (OMS, 2016). Para efeitos do presente estudo, são utilizados dois determinantes da mortalidade de menores de cinco anos, nomeadamente o ambiente social e económico e o ambiente físico. A geografia e o clima são utilizados para compreender o ambiente físico, enquanto o nível de desenvolvimento económico é utilizado para compreender o ambiente social e económico.

1.5. História da SADC

A Comunidade de Desenvolvimento da África Austral (SADC) foi criada em 1980 como uma aliança informal de nove Estados maioritários da África Austral. O seu nome original era Conferência de Coordenação do Desenvolvimento da África Austral (SADCC), com o objetivo de organizar projectos de desenvolvimento para reduzir a dependência económica da África do Sul da era do apartheid (Cawthra, 1997).

A SADC é agora uma comunidade de 15 Estados membros: Angola, Botswana, República Democrática do Congo, Lesoto, Madagáscar, Malawi, Maurícias, Moçambique, Namíbia, Seicheles, África do Sul, Suazilândia, República Unida da Tanzânia, Zâmbia e Zimbabué. Cada Estado membro tem responsabilidades sectoriais na SADC, todas elas relacionadas com o desenvolvimento e a conservação do ambiente e dos recursos naturais *(*Oosthuizen, *2006).*

A SADC luta pela integração regional para reforçar o crescimento económico, a segurança e a paz na região da África Austral. Os seus principais objectivos são a criação de sistemas políticos, valores e instituições comuns, a fim de estabelecer laços culturais e sociais para melhorar o nível de vida e reduzir a pobreza entre uma população regional de 277 milhões de pessoas. Tem também como objetivo defender o Estado de direito, os direitos humanos, a soberania dos seus Estados membros e a resolução pacífica de litígios (Khamfula & Huizinga, 2004).

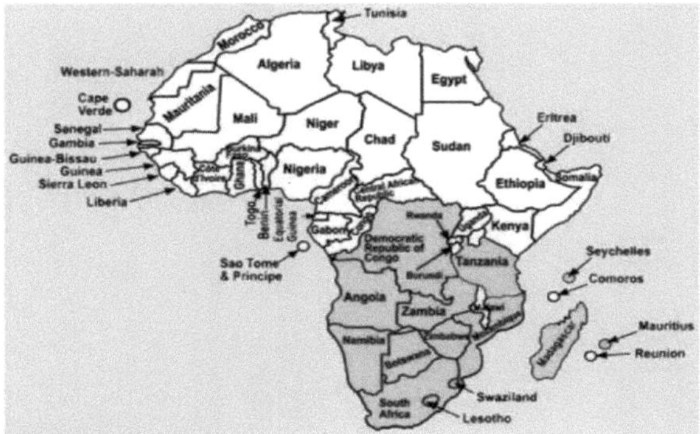

Figura 1: Mapa da região da SADC

Fonte: (VOA, 2015)

Rendimento per capita dos Estados-Membros

As economias dos 15 Estados membros da Comunidade de Desenvolvimento da África Austral encontram-se em fases de desenvolvimento muito diferentes e variam consideravelmente em dimensão. As economias variam entre países como o Malawi, que se encontra entre os mais pobres do mundo, as Maurícias, um país estável e próspero de rendimento médio, e a África do Sul, o peso pesado da economia da região. O crescimento económico na SADC também varia muito de um país para outro. O PIB médio per capita aumentou 3% por ano em toda a região durante a última década. Países como Angola registaram um crescimento anual do PIB per capita superior a 7%, enquanto outros, como o Zimbabué, registaram um declínio de 2,8% no crescimento do PIB per capita durante o mesmo período. O PIB per capita dos países da SADC é também muito diferente, tendo as Seicheles o PIB per capita mais elevado e o Malawi o mais baixo, como mostra o quadro seguinte.

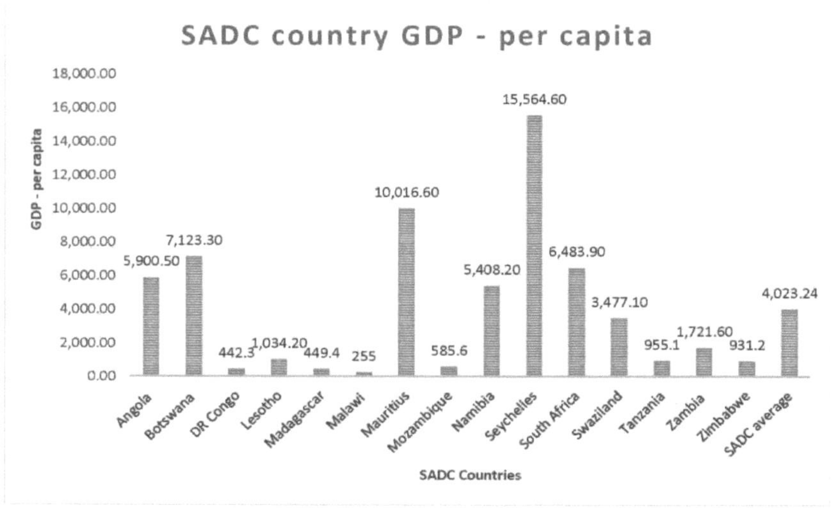

Figura 2. PIB per capita por país.

Fonte: (Banco Mundial, 2016)

Esperança de vida na SADC

A esperança de vida melhorou nos últimos dez anos em toda a região da SADC, com exceção da África do Sul. Existem variações significativas na região: as Seicheles e as Maurícias continuam a ter a esperança de vida mais elevada (73 anos), enquanto o Lesoto tem a mais baixa, atualmente com 46,7 anos. A esperança média de vida na região era de 56,71 anos em 2015 (SADC, 2016). De todas as Comunidades Económicas Regionais (CER) africanas, que incluem a Comunidade Económica dos Estados da África Ocidental (CEDEAO), a SADC e o Mercado Comum da África Oriental e Austral (COMESA), a SADC tem a esperança de vida mais baixa de qualquer outra região africana (SADC, 2016).

Taxa de prevalência do VIH na SADC

A prevalência do VIH diminuiu em geral em todos os Estados membros

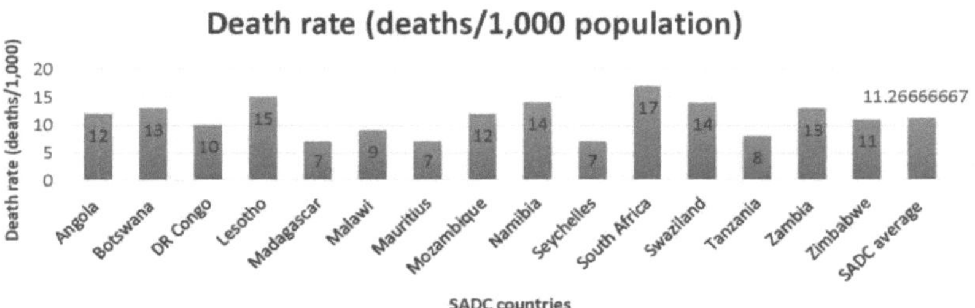

da SADC, com exceção da Suazilândia, onde aumentou na última década. No entanto, a SADC continua a registar a prevalência mais elevada, seguida da COMESA e da Comunidade da África Oriental (EAC). A CEDEAO continua a registar a taxa de prevalência mais baixa de todas as regiões do continente africano (SADC, 2016).

Taxas de mortalidade nos Estados Membros da SADC

Existem diferenças consideráveis nas taxas de mortalidade entre os Estados Membros da SADC. A taxa de mortalidade, também conhecida como taxa bruta de mortalidade, é o número médio anual de pessoas que morrem num ano por cada 1.000 habitantes a meio do ano. A África do Sul tem a taxa de mortalidade mais elevada da região, com 17 mortes por 1.000 habitantes, enquanto Madagáscar, as Maurícias e as Seicheles têm as taxas de mortalidade mais baixas da região, com 7 mortes por 1.000 habitantes a meio do ano, como mostra o quadro abaixo (IndexMundi, 2016).

Figura 3: Taxas de mortalidade na região da SADC Taxas de mortalidade na região da SADC

Fonte: (IndexMundi, 2016)

Comparação da SADC com outras regiões do mundo

As causas da mortalidade infantil variam de região para região e de país para país. Em 2013, 6,3 milhões de crianças com menos de 5 anos morreram em todo o mundo. Destas, 51,8% morreram de causas infecciosas e 44% morreram durante o período neonatal. As principais causas de mortalidade a nível mundial são a pneumonia, as complicações relacionadas com o nascimento prematuro e as complicações relacionadas com o parto. Metade da redução da mortalidade infantil de 3,6 milhões entre 2000 e 2013 deve-se à redução da pneumonia, do sarampo e da diarreia. Se as tendências actuais da mortalidade de crianças com menos de cinco anos se mantiverem, a África Subsariana será responsável por 60% da mortalidade global de crianças com menos de cinco anos até 2030 (Liu et al., 2015).

A mortalidade entre as crianças com menos de cinco anos de idade diminuiu a um ritmo mais rápido do que em qualquer outro momento nas últimas duas décadas. Esta redução triplicou entre 1990 e 2015. No entanto, não é uniforme em todas as regiões do mundo, com algumas a registar um declínio mais rápido do que outras. Por exemplo, o declínio na África Subsariana é muito lento, o que significa que muitos países desta região não conseguiram atingir o ODM 4 em 2015. A taxa de mortalidade de crianças com menos de 5 anos caiu de 179 para 86 mortes por 1.000 habitantes entre 1990 e 2015, mas a região ainda precisa de acelerar o seu progresso. Apesar dos progressos realizados até à data, a África Subsariana continua a registar as taxas de mortalidade de menores de cinco anos mais elevadas, seguida do Sul da Ásia. A maioria das mortes de menores de cinco anos ocorreu em duas regiões do mundo, a África Subsariana e o Sul da Ásia, em 2010, como mostra o quadro seguinte.

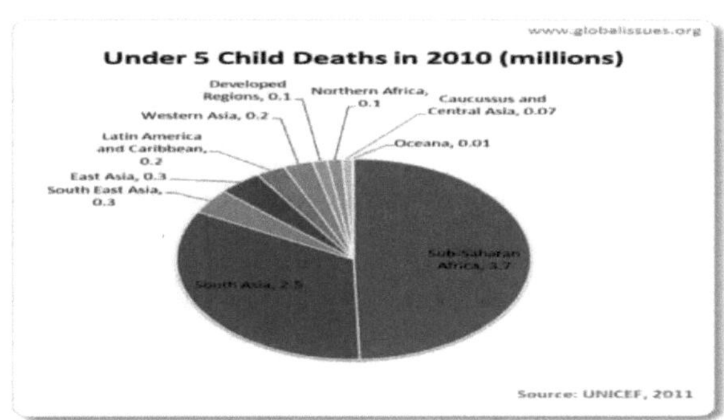

Figura 4: Mortalidade em crianças com menos de cinco anos em 2010

Fonte: (Global Issues, 2016)

O Sul da Ásia continua a registar uma elevada TMM5 de 50 mortes por 1 000 nados-vivos (ONU, 2015). A UNICEF também salientou que a mortalidade infantil diminuiu em todas as regiões do mundo desde 1990, mas o problema continua a ser uma questão importante de saúde pública, principalmente na África Subsariana e no Sul da Ásia, como mostra o quadro abaixo (McCarthy, 2015).

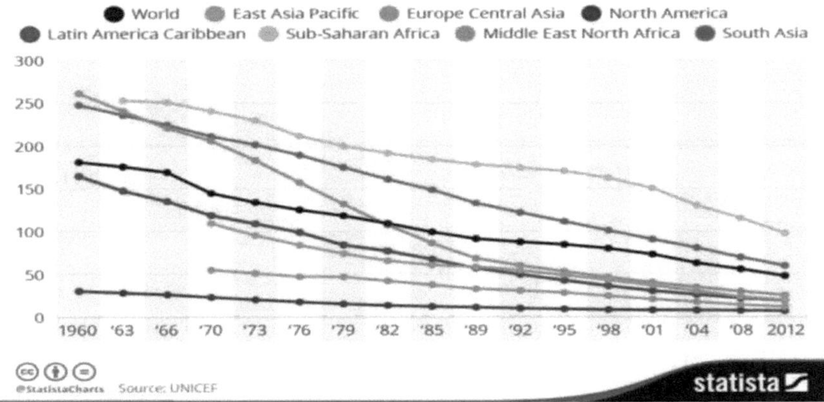

Figura 5: Taxa regional de mortalidade infantil após 1950

Fonte: (McCarthy, 2015)

A África Subsariana não só é responsável por cerca de metade das mortes de crianças com menos de cinco anos em todo o mundo, como também é a região onde se espera que a taxa de natalidade e a população com menos de cinco anos aumentem significativamente nas próximas décadas. Isto significa que o número de crianças que morrem antes dos cinco anos de idade irá aumentar nesta região, a menos que os progressos na redução da TMM5 sejam suficientes para ultrapassar o crescimento populacional (McCarthy, 2015).

CAPÍTULO 2

ANÁLISE DOCUMENTAL

2.1. Causas da mortalidade de menores de cinco anos nos países em desenvolvimento

Foram efectuados vários estudos para identificar as causas da mortalidade de menores de 5 anos nos países em desenvolvimento. Um desses estudos foi realizado por (Rice, Sacco, Hyder, & Black, 2000) com o objetivo de compreender os factores de risco associados à malnutrição para a mortalidade infantil devida a doenças específicas. Os investigadores procuraram compreender a relação entre a desnutrição e a mortalidade infantil devida a doença respiratória aguda, diarreia, sarampo e malária. Os resultados deste estudo mostraram uma associação mais consistente e mais forte entre a desnutrição e um risco acrescido de morte por infeção respiratória aguda e diarreia, bem como uma fraca associação entre o estado nutricional e a morte por sarampo. Estes resultados são importantes para a formulação de programas de intervenção nutricional e de programas de sobrevivência infantil nos países em desenvolvimento.

Muitos estudos utilizaram métodos convencionais para tentar identificar as causas da mortalidade infantil e concluíram que 70% da mortalidade de menores de cinco anos se deve a infecções respiratórias agudas, doenças diarreicas, doenças imunitárias e malária. Outros estudos examinaram os efeitos da malnutrição na mortalidade infantil e mostraram que 56% e 83% da mortalidade de menores de cinco anos era atribuível aos efeitos potenciadores da malnutrição (Pelletier, Frongillo Jr, Schroeder, & Habicht, 1995).

A fim de identificar as causas da mortalidade infantil, (Boschi-Pinto, Velebit, & Shibuya, 2008) efectuaram uma pesquisa bibliográfica sistemática e exaustiva. analisaram estudos realizados desde 1980 sobre a mortalidade por diarreia em crianças com menos de 5 anos de idade. Utilizaram um modelo de regressão para analisar os dados e os resultados mostraram que as regiões da OMS do Sudeste Asiático e de África combinadas contêm 78% de todas as mortes devidas à diarreia e que estas mortes estão concentradas em apenas 15 países em desenvolvimento.

2.2. Mortalidade de crianças com menos de cinco anos na América Latina

O problema da mortalidade de menores de cinco anos também continua a ser significativo noutros países em desenvolvimento, nomeadamente na América Latina. Têm sido efectuados estudos nestas regiões para compreender os factores determinantes da mortalidade infantil. Betray et al (2001) realizaram um estudo para avaliar os efeitos do aleitamento materno parcial e exclusivo na mortalidade infantil devida a doenças como as infecções respiratórias agudas e as doenças diarreicas na América Latina. Verificaram que cerca de 55% da mortalidade infantil devida a infecções respiratórias agudas e doenças diarreicas na América Latina foi evitada pelo aleitamento materno exclusivo em bebés com idades compreendidas entre os 0 e os 3 meses. Além disso, entre os bebés com idades compreendidas entre os 4 e os 11 meses, 66% das mortes foram evitadas pelo aleitamento materno exclusivo e o aleitamento materno parcial evitou 32% da mortalidade infantil. Concluiu-se que o aleitamento materno exclusivo e o aleitamento materno parcial durante toda a infância podem reduzir significativamente a mortalidade infantil na América Latina (Betran, de Onis, Lauer, & Villar, 2001).

Victoria e Barros (2001) realizaram uma análise documental na tentativa de compreender as causas das elevadas taxas de mortalidade infantil no Brasil. Verificaram que as causas perinatais e as malformações congénitas eram as principais causas de morte em crianças menores de cinco anos. Verificou-se também que a taxa de mortalidade de menores de cinco anos era muito elevada nas regiões nordeste e norte do país e muito mais baixa nas regiões sul e sudeste, sendo também mais frequente nas zonas rurais do que nas zonas urbanas (23). Foi recomendado que se melhore a igualdade entre todas as regiões do Brasil (Victora & Barros, 2001).

Um estudo de série temporal foi realizado na cidade de São Paulo, Brasil, para entender a associação entre a poluição do ar e a mortalidade infantil (Conceição, Miraglia, Kishi, Saldiva, & Singer, 2001). A mortalidade infantil diária devido a doenças respiratórias foi obtida do Programa Municipal de Melhoria da Informação sobre Mortalidade e as concentrações diárias de monóxido de carbono (CO), dióxido de enxofre (SO (2)), partículas inaláveis (PM (10)) e ozono foram obtidas da Agência Estadual de Controlo da Poluição do Ar. Os resultados mostraram que havia uma associação entre as concentrações de poluentes e as proporções de mortes respiratórias devido ao CO, SO(2) e PM(10) em crianças (Conceição et al., 2001).

A falta de acesso à água potável tem sido um problema grave em muitos países em desenvolvimento, agravando o problema da mortalidade infantil devido a doenças, nomeadamente diarreicas. É por isso que muitos países tentaram melhorar o acesso à água potável, a fim de reduzir o problema da mortalidade infantil. Os países da América Latina, nomeadamente a Argentina, lançaram uma das maiores campanhas de privatização da água no mundo. Verificou-se que esta privatização da água a empresas locais, que abrangia cerca de 30% dos municípios do país, conduziu a uma redução de 8% da mortalidade infantil nas zonas onde os serviços de água foram privatizados. Nas regiões mais pobres, a redução da mortalidade infantil foi de cerca de 26% (Galiani, Gertler e Schargrodsky, 2005).

A poluição do ar exterior é outra das principais causas de mortalidade de menores de cinco anos em nove cidades da América Latina. Foi efectuado um estudo através da recolha e análise da poluição atmosférica específica de cada cidade e da mortalidade de menores de cinco anos em três países diferentes: Brasil, Chile e México. As partículas analisadas incluíam PM10 e ozono (O_3). Os resultados mostraram que as PM10 estavam significativamente associadas a um aumento da mortalidade infantil devido a doenças, em particular doenças cardiopulmonares, cardiovasculares, respiratórias, cerebrovasculares e pulmonares obstrutivas crónicas, na maioria das cidades dos três países. Além disso, a mortalidade infantil por todas as causas foi associada aos níveis de ozono (O_3) na Cidade do México, São Paulo, Monterrey e Rio de Janeiro (Romieu et al., 2012).

A deficiência de micronutrientes, particularmente de zinco, foi identificada como uma das causas do atraso de crescimento e das doenças infecciosas que contribuem para a mortalidade dos menores de 5 anos. Walker, Zenati e Black (2009) realizaram um estudo para estimar a mortalidade específica por doença e a mortalidade por todas as causas causadas pela deficiência de zinco. Descobriram que 4,4% das mortes infantis eram devidas à deficiência de zinco. A deficiência de zinco foi também responsável por 1,2% do peso da doença e 3,8% em crianças com idades compreendidas entre os 6 meses e os 5 anos. Foi responsável por 14,4% das mortes por diarreia, 6,7% das mortes por pneumonia e 10,4% das mortes por malária em crianças com idades entre os 6 meses e os 5 anos. Concluiu-se que a deficiência de zinco é responsável por uma morbilidade e mortalidade significativas devido à diarreia nos países em desenvolvimento em África, na Ásia e na América Latina. Por conseguinte, foi recomendado que a suplementação de zinco é crucial para a prevenção e tratamento da diarreia em crianças em risco de deficiência (Walker, Ezzati, & Black, 2009).

2.3. Mortalidade de menores de cinco anos no Sudeste Asiático

Foram realizadas entrevistas aprofundadas com mães de crianças infectadas com dengue no Camboja para ilustrar as consequências económicas (25).

As mulheres pobres não conseguem obter o estatuto de refugiado quando uma criança está doente (Khun & Manderson, 2008). Os resultados deste estudo mostraram que os custos dos serviços médicos, dos cuidados de saúde e os custos indirectos adicionais impedem as mulheres pobres de apresentar os seus filhos doentes aos serviços de saúde. Verificou-se também que as mulheres que recorrem aos serviços de saúde têm frequentemente de financiar as despesas de saúde pagando do seu bolso ou vendendo bens, trabalho, mercadorias ou contraindo um empréstimo para fazer face às despesas de saúde, e que as pessoas em situação de pobreza extrema não podem pagar as despesas de saúde, o que conduz a elevadas taxas de mortalidade infantil (Khun & Manderson, 2008).

2.4. Mortalidade de menores de cinco anos na África Subsariana

Vários estudos demonstraram que a TMM5 de um país reflecte o desenvolvimento socioeconómico e a qualidade de vida do país. Nos países em desenvolvimento, as taxas de mortalidade infantil são influenciadas por variáveis socioeconómicas, sanitárias e demográficas. A mortalidade infantil nos países em desenvolvimento também varia dentro das regiões de um mesmo país (Adebayo & Fahrmeir, 2005). A mortalidade de crianças com menos de cinco anos na Nigéria foi analisada utilizando modelos de sobrevivência flexíveis geo-aditivos em tempo discreto. Os resultados deste estudo mostraram que a mortalidade infantil estava associada a condições socioeconómicas e de saúde pública em cada distrito da Nigéria (Adebayo & Fahrmeir, 2005). A Nigéria tem uma das taxas de mortalidade infantil mais elevadas de África. Foram efectuados vários estudos na Nigéria para examinar a inaceitável mortalidade infantil neste país (Olusegun, Ibe, & Micheal, 2012), (Ibeh, 2008). A Nigéria representa apenas 1% da população mundial, mas 10% das taxas mundiais de mortalidade de menores de 5 anos. Verificou-se que vários factores estão associados a esta elevada taxa de mortalidade de menores de 5 anos, incluindo o baixo desenvolvimento socioeconómico, as barreiras socioculturais à utilização dos cuidados de saúde e um sistema de saúde fraco. Outros estudos mostraram que cerca de 60% da mortalidade de menores de cinco anos na África Subsariana (ASS) se deve à malnutrição infantil (Olusegun et al., 2012).

2.5. Mortalidade de menores de cinco anos na região da SADC

Angola

Angola tem a taxa de mortalidade de menores de cinco anos mais elevada de toda a região da SADC, com 157 crianças por cada 1.000 nados-vivos a morrerem antes de atingirem a idade de cinco anos (Banco Mundial, 2016). A UNICEF (2005) salientou que, em Angola, uma em cada quatro crianças morre antes de atingir os cinco anos de idade devido a uma série de factores, como minas terrestres, desnutrição, orfandade devido ao VIH/SIDA, entre outros. A literatura sobre as causas dos maus resultados em matéria de saúde no país tem sido atribuída aos persistentes períodos de guerra civil que começaram em 1975, quando o país se tornou independente de Portugal. Além disso, vários estudos mostram que a migração forçada devido à guerra e à instabilidade aumenta a mortalidade de menores de cinco anos em comparação com as populações que vivem períodos de paz e estabilidade. Foi efectuado um estudo para examinar os efeitos da migração forçada na sobrevivência e saúde das crianças em Angola (Avogo & Agadjanian, 2010). Neste estudo, a mortalidade de crianças com menos de cinco anos foi comparada em três grupos, nomeadamente migrantes que se deslocaram principalmente devido à guerra, não migrantes e migrantes cujas deslocações não estavam diretamente relacionadas com a guerra. Os resultados mostraram que as crianças que foram forçadas a migrar devido à guerra estavam em desvantagem em comparação com as que não foram forçadas a migrar, e esta diferença foi explicada por factores como o local do parto, a imunização adequada à idade e o número de visitas pré-natais. Verificou-se que as crianças que tinham sido forçadas a deslocar-se tinham 2,3 vezes mais probabilidades de não sobreviver até aos 5 anos de idade do que as suas congéneres.

A literatura tem demonstrado que os tipos de exposição e os diferentes níveis de guerra são importantes para moldar os resultados em termos de saúde numa população em guerra e conflito. Um estudo efectuado por (Agadjanian & Prata, 2003) examinou as diferenças etnolinguísticas e as regiões de guerra civil nos níveis de desnutrição e de imunização adequada à idade (imunização completa para a idade) em Angola. Os resultados revelaram uma diferença significativa entre crianças rurais e urbanas no que respeita à desnutrição crónica e à imunização. A diferença entre as zonas rurais e urbanas também detectou uma diferença significativa nos resultados de saúde das crianças que vivem em zonas do país afectadas por combates, em comparação com outras crianças que vivem em zonas mais pacíficas. Também se registaram diferenças nos níveis de vacinação entre crianças de diferentes grupos etnolinguísticos em Angola. A cobertura da vacinação era mais baixa nas comunidades comummente identificadas com a oposição, o que é um dos factores determinantes da mortalidade infantil (Agadjanian & Prata, 2003).

Botsuana

O Botswana tem uma U5MR relativamente baixa em comparação com o resto dos países da região da SADC, com uma U5MR de 44. A ONUSIDA (2014) mostrou que 25,2% da população do país vivia com VIH/SIDA, contribuindo para a elevada TMM5 do país. Sabe-se também que as crianças nascidas de mulheres infectadas pelo VIH têm uma taxa de mortalidade elevada em comparação com as que não o são (Shapiro et al., 2007). Foi realizado um estudo de caso-controlo para determinar a mortalidade e a morbilidade em bebés amamentados por mães seropositivas e seronegativas no Botsuana. O estudo comparou parâmetros comportamentais, clínicos e imunológicos do leite materno, entre outros factores, entre os dois grupos.

A mortalidade infantil aos 24 meses foi de 29,9% nos bebés seropositivos, 6,7% nos bebés seronegativos expostos ao VIH e 1,6% nos bebés não expostos ao VIH. Este estudo mostrou que a mortalidade infantil é mais elevada nos bebés infectados pelo VIH do que nos bebés não expostos ao VIH, o que explica a elevada taxa de mortalidade infantil no Botsuana (Shapiro et al., 2007).

O Botsuana é um país que passa frequentemente por períodos de inundações e de chuvas fortes, que dão origem a epidemias de diarreia pediátrica.

Por exemplo, o país viveu uma epidemia de diarreia pediátrica em 2006, que triplicou o número de casos de diarreia pediátrica e aumentou a taxa de mortalidade infantil por um fator de 25 (Creek et al., 2010). Durante esta epidemia, foi efectuado um estudo sobre crianças com menos de cinco anos que sofriam de diarreia no segundo maior hospital de referência do país. Os resultados mostraram que a maioria das crianças que morreram não foram amamentadas, eram seropositivas e sofriam de desnutrição aguda grave (kwashiorkor ou marasmo). Todos estes factores identificados no estudo foram descritos como contribuindo para a elevada mortalidade infantil no Botsuana (Creek et al., 2010).

República Democrática do Congo

A República Democrática do Congo tem a segunda taxa de mortalidade infantil mais elevada da região da SADC, logo a seguir a Angola, com uma taxa de mortalidade infantil de 98 mortes por 1000 nados-vivos. Há décadas que o país se encontra numa situação de crise crónica. Tem havido muita violência, deslocação de populações e destruição de serviços e infra-estruturas de saúde. Em 2001, os Médicos Sem Fronteiras realizaram um inquérito no país em cinco regiões do centro e do oeste da RDC para avaliar a mortalidade infantil, a cobertura da vacinação, o acesso aos cuidados de saúde e a exposição à violência. As taxas de mortalidade infantil eram elevadas nas zonas da linha da frente, principalmente devido a doenças infecciosas e à má nutrição. A ajuda humanitária era também muito limitada, sobretudo na linha da frente, o que agravou o problema da mortalidade infantil (Herp, Parque, Rackley, & Ford, 2003).

Malawi

A mortalidade de menores de cinco anos no Malawi é relativamente elevada em comparação com outros países da SADC, com 64 mortes por 1.000

nados vivos. Foram realizados estudos no país para compreender as causas desta elevada mortalidade infantil, e a maioria deles demonstrou que esta elevada mortalidade se deve a uma série de factores socioeconómicos. Foi realizado um estudo para determinar os efeitos a longo prazo do VIH/SIDA e da orfandade no bem-estar físico e na mortalidade das crianças nas zonas rurais do Malavi (Crampin et al., 2003). Os resultados mostraram que a probabilidade de mortalidade infantil era de 46% nas mães seropositivas, em comparação com 11% nas mães seronegativas. Verificou-se também que a probabilidade de uma criança morrer antes dos cinco anos de idade era de 49% nas crianças seropositivas. A mortalidade em crianças com menos de cinco anos era muito elevada nas crianças nascidas de mães seropositivas, em comparação com as nascidas de mães seronegativas. Este estudo mostrou que o VIH/SIDA era um problema importante e um fator determinante da mortalidade de crianças com menos de cinco anos no Malawi (Crampin et al., 2003).

A saúde materna também demonstrou ser um importante fator de risco para a mortalidade infantil. Um estudo realizado no Malawi para avaliar os efeitos da saúde materna na mortalidade infantil pós-neonatal mostrou que os bebés com baixo peso à nascença e anemia fatal corriam um risco elevado de morrer. As infecções respiratórias e as doenças diarreicas foram identificadas como os principais factores de risco para a mortalidade infantil. Os bebés de mães seropositivas tinham 3,44 vezes mais probabilidades de morrer do que os de mães seronegativas. Do mesmo modo, a malária na primeira consulta pré-natal aumentava o risco de morte em 2,26, e todos estes factores eram estatisticamente significativos (Verhoeff et al., 2004).

Moçambique

Moçambique é um dos países da região da SADC com uma taxa de mortalidade de crianças com menos de cinco anos muito elevada. Está classificado em terceiro lugar, a seguir a Angola e à RDC. A taxa de mortalidade de menores de cinco anos no país é de 79 mortes por 1000 nados vivos. Um estudo realizado por (Macassa, Ghilagaber, Bernhardt, Diderichsen, & Burstrom, 2003) para avaliar as desigualdades na mortalidade infantil no país de acordo com a posição socioeconómica dos pais revelou uma associação parcial entre a mortalidade infantil e a posição socioeconómica dos pais. A posição socioeconómica da família foi influenciada principalmente pelo nível de educação do pai, tendo-se verificado uma forte associação estatística entre a mortalidade infantil e a posição económica da família. Estes resultados podem ser explicados pelas dificuldades extremas enfrentadas por Moçambique, incluindo a guerra civil e as catástrofes naturais, bem como a implementação do programa de ajustamento estrutural económico, que também afectou a saúde das mulheres e das crianças (Macassa et al., 2003).

O problema nutricional em Moçambique é um dos principais factores da elevada taxa de mortalidade de menores de 5 anos no país. Verificou-se que cerca de 2,3 milhões de crianças com menos de 5 anos sofriam de deficiência de vitamina A, contribuindo para mais de 30.000 mortes anuais de crianças com menos de 5 anos. Isto representava cerca de 34,8% de todas as causas de mortalidade em crianças com menos de cinco anos em Moçambique (Aguayo, Kahn, & Meershoek, 2005). Foi efectuado outro estudo para avaliar o impacto de um período de conflito na saúde de crianças e adolescentes.

O conflito sobre a mortalidade materna na cidade da Beira, Moçambique. Este estudo analisou uma série de factores associados à mortalidade infantil, incluindo a falta de camas no agregado familiar, a ausência do pai de casa, o baixo nível de educação do pai, a idade jovem da mãe e o parto em casa. Verificou-se que a pobreza, a guerra e o VIH agravam o problema da mortalidade de menores de cinco anos (Cutts et al., 1996).

Namíbia

A mortalidade de menores de cinco anos na Namíbia é de 45 mortes por 1000 nados vivos, o que é muito elevado em comparação com outros países do mundo, mas relativamente baixo em comparação com outros países da SADC. Foi efectuado um estudo para validar as causas da mortalidade infantil na Namíbia utilizando o método da autópsia verbal. Os resultados mostraram que a desnutrição, a diarreia, a pneumonia, a malária e o sarampo eram as principais causas de mortalidade, representando 32, 30, 14,8, 13,5 e 9,8%, respetivamente (Mobley, Boerma, Titus, Shangula e Black, 1996).

A Namíbia é um dos países que sofreu uma carga muito pesada de VIH/SIDA durante a década de 1990. Como o impacto do VIH na mortalidade infantil não é bem compreendido, foi realizado um estudo para avaliar o impacto da SIDA na mortalidade na Namíbia (Notkola, Tim^us, & Siiskonen, 2004). Este estudo mostrou que a mortalidade pós-neonatal tinha aumentado mais de seis vezes e que a mortalidade infantil tinha aumentado mais de três vezes durante o mesmo período. Concluiu-se que a mortalidade de menores de cinco anos tinha aumentado drasticamente na Namíbia em consequência da pandemia de SIDA (Notkola et al., 2004).

Outro estudo sobre o efeito dos casamentos poligínicos na mortalidade infantil concluiu que os filhos de mães poligínicas tinham mais probabilidades de morrer (32).

antes de atingir a idade de cinco anos, em comparação com as uniões monogâmicas. Outros factores associados à poligamia, como o nível de educação, o estatuto socioeconómico (SES) e a área de residência, também foram associados à mortalidade de menores de cinco anos nas sociedades subsarianas. A poligamia é uma prática muito comum nos países da região da SADC (Omariba & Boyle, 2007).

África do Sul

A mortalidade de menores de cinco anos na África do Sul é de 41 mortes por 1000 nados vivos. Esta elevada mortalidade infantil é fortemente influenciada pela elevada prevalência do VIH no país. Foi realizado um estudo em Durban, na África do Sul, para determinar o risco de transmissão do VIH associado às práticas de alimentação infantil. O estudo confirmou que os bebés que tinham sido amamentados exclusivamente durante 3 meses ou mais não corriam o risco de infeção pelo VIH durante um período de 6 meses, em comparação com os que nunca tinham sido amamentados. Concluiu-se que estes resultados podem ter um impacto nas políticas de saúde pública relativas às opções alimentares disponíveis para as mães seropositivas nos países em desenvolvimento, se forem confirmados noutros locais (Coutsoudis et al., 2001).

Outro estudo realizado na África do Sul teve como objetivo avaliar as causas e as taxas de mortalidade infantil nas zonas rurais da África do Sul, onde a prevalência do VIH é elevada (Garrib, Jaffar, Knight, Bradshaw, & Bennish, 2006). Verificou-se que 41% de todas as mortes de crianças com menos de cinco anos eram atribuídas ao VIH/SIDA, com uma taxa de mortalidade de 8,6 por 1.000 pessoas-ano. As infecções do trato respiratório inferior também foram consideradas a causa de aproximadamente 24,9 mortes por 1.000 pessoas-ano em bebés com menos de um ano de idade. Concluiu-se que a mortalidade infantil é muito elevada nas zonas rurais da África do Sul, sendo o VIH/SIDA a principal causa de mortalidade (Garrib et al., 2006), (Bradshaw, Bourne, & Nannan, 2003).

Tanzânia

A Tanzânia é um dos países do mundo onde a taxa de mortalidade de menores de cinco anos continua a ser elevada. A taxa de mortalidade de menores de 5 anos neste país é de 49 mortes por 1000 nados vivos. Mturi e Curtis (1995) realizaram um estudo na Tanzânia para identificar os factores determinantes da mortalidade infantil. Este estudo mostrou que a gravidez precoce, os intervalos curtos entre partos e a morte de crianças anteriores estavam associados a um risco acrescido de mortalidade. Foi recomendado que o governo da Tanzânia continuasse a encorajar as mulheres a adiar a gravidez até depois da adolescência e a espaçar os seus nascimentos pelo menos dois anos (Mturi & Curtis, 1995).

A Tanzânia também registou uma incidência muito elevada de VIH, o que contribuiu para um aumento da mortalidade infantil de 137 para 147 por 1.000 em 1992-96 e 1995-99. Um estudo realizado nas zonas rurais da Tanzânia para avaliar o impacto do VIH na mortalidade materna e infantil mostrou que a mortalidade infantil entre as crianças nascidas de mães seropositivas era de 158 por 1.000 nados-vivos, em comparação com 74 por 1.000 para as crianças nascidas de mães seronegativas. Do mesmo modo, aos cinco anos de idade, a taxa de mortalidade dos filhos de mães seropositivas era de 265 e de 135 por 1.000 nados vivos para os filhos de mães seronegativas. Verificou-se também que a mortalidade das crianças que perderam as suas mães era de 257 e a das mães sobreviventes de 87 por 1000 nados vivos. Este estudo concluiu que o VIH estava associado a uma elevada mortalidade materna e de menores de cinco anos na Tanzânia (Urassa et al., 2002).

Armstrong et al (2004) efectuaram um estudo nas zonas rurais da Tanzânia para avaliar o efeito da Gestão Integrada das Doenças da Infância (GIDI) na qualidade dos cuidados prestados às crianças com menos de cinco anos. A AIDPI é uma iniciativa adoptada por mais de 80 países como estratégia para melhorar a saúde infantil e reduzir a mortalidade infantil. O estudo mostrou que as crianças que vivem em distritos que beneficiaram da IMCI receberam melhores cuidados do que as que vivem em distritos que não beneficiaram da IMCI. O diagnóstico e o tratamento foram melhorados graças à AIDI, e os prestadores de cuidados referiram um maior nível de conhecimentos sobre como cuidar dos seus filhos doentes e receber aconselhamento adequado. A AIDPI foi identificada como uma ferramenta eficaz para melhorar a sobrevivência infantil em sistemas de saúde descentralizados em países com poucos recursos, como a Tanzânia (Armstrong et al., 2004).

Devido à elevada incidência do VIH na Tanzânia, foram realizados vários estudos para identificar formas de reduzir o impacto do VIH na transição da mãe para o filho, o que resulta numa elevada taxa de mortalidade entre as crianças com menos de cinco anos. Vários estudos examinaram o efeito dos suplementos vitamínicos na transição do VIH. Os resultados mostraram que a suplementação com vitamina D é um meio eficaz e pouco dispendioso de reduzir o peso da infeção pelo VIH e a morte, particularmente em contextos de recursos limitados (Fawzi et al., 2002; Mehta et al., 2009).

Zâmbia

A Zâmbia tem uma das taxas de mortalidade de crianças com menos de

cinco anos mais elevadas do mundo. É também um dos principais países da Comunidade de Desenvolvimento da África Austral (SADC), com uma TMM5 de 64 mortes de crianças por 1000 nados vivos. Foram efectuados vários estudos neste país para compreender as causas e a dinâmica deste problema. Um desses estudos foi efectuado por (Madise, Banda, & Benaya, 2003). O objetivo deste estudo era identificar certas características demográficas e sociais da população.
as variáveis socioeconómicas associadas à elevada taxa de mortalidade infantil no país. Os resultados deste estudo mostram que algumas variáveis demográficas, como o tamanho da família e o intervalo entre partos, estão associadas à mortalidade neonatal. As famílias numerosas e os intervalos de nascimento muito curtos estão associados à mortalidade neonatal. associados a uma elevada taxa de mortalidade. As crianças de agregados familiares pobres das zonas urbanas também apresentam taxas de mortalidade mais elevadas do que as de agregados familiares mais abastados. A diferença de mortalidade entre as províncias da Zâmbia foi pequena, porque as crianças nascidas em províncias desenvolvidas, como Lusaka, morreram à mesma taxa que as nascidas em províncias menos desenvolvidas, como Luapula, uma província com um historial de mortalidade muito elevado (Madise et al., 2003).

Uma vez que a Zâmbia é um dos países mais afectados pelo VIH, muitos programas têm incentivado as mulheres seropositivas a interromperem a amamentação para reduzir a transmissão do vírus aos seus filhos, especialmente em países com poucos recursos. No seguimento destas recomendações, foi realizado um estudo para avaliar o efeito do desmame abrupto aos quatro meses de idade, em comparação com a prática de amamentação normal, na sobrevivência de crianças não infectadas pelo VIH na Zâmbia (Kuhn et al., 2008). Os resultados mostraram que as crianças infectadas com VIH antes dos quatro meses de idade tinham uma elevada taxa de mortalidade aos vinte e quatro meses de idade. Verificou-se que a interrupção prematura e abrupta da amamentação entre as mulheres seropositivas num contexto de poucos recursos como Lusaka não melhorou a taxa de sobrevivência das crianças não infectadas pelo VIH nascidas de mães seropositivas. Também foi demonstrado que a interrupção da amamentação é, na verdade, muito prejudicial para a sobrevivência de crianças já infectadas com o vírus VIH (Kuhn et al., 2008).

O problema da mortalidade de crianças com menos de cinco anos na Zâmbia diminuiu entre 1975 e 1992, tendo depois começado a aumentar novamente entre 1992 e 2001. Para compreender os factores determinantes desta subida, foi realizado um estudo sobre os factores económicos, epidemiológicos e políticos determinantes destas mudanças. Os resultados mostraram que o aumento da mortalidade de menores de cinco anos pode ser explicado pelo abrandamento económico, ou seja, a diminuição do rendimento per capita resultante da redução da produção e da queda dos preços do cobre nos mercados internacionais. Este aumento foi (36)

As doenças emergentes, como a malária resistente e o VIH/SIDA, também explicam esta situação em menor grau (Garenne & Gakusi, 2006).

Zimbabué

O Zimbabué ocupa o quarto lugar entre os 15 Estados membros da SADC, com uma taxa de mortalidade de menores de cinco anos de 71 por 1.000 nados vivos. Foram realizados vários estudos no Zimbabué na tentativa de compreender os factores determinantes desta elevada mortalidade infantil. Um desses estudos foi realizado por (Kembo & Van Ginneken, 2009) para determinar o impacto das variáveis socioeconómicas, maternas e de saúde na mortalidade infantil. Verificou-se que as crianças nascidas de partos múltiplos tinham 2,08 vezes mais probabilidades de morrer antes de atingirem a idade de cinco anos do que as crianças nascidas de um único parto. Outras variáveis, como o estatuto materno, o saneamento e a situação socioeconómica, foram todas significativas no aumento da mortalidade infantil.

A educação e a idade materna estavam ambas associadas à mortalidade infantil, e as mães com idades entre os 40 e os 49 anos e com menos de 20 anos tinham uma taxa de mortalidade 79% mais elevada. Verificou-se também que as variáveis de saúde, como a disponibilidade de água potável canalizada e instalações sanitárias melhoradas nas casas, estavam associadas a uma menor mortalidade infantil devido a uma redução das doenças diarreicas, que são uma das principais causas de mortalidade infantil no Zimbabué (Kembo & Van Ginneken, 2009). Verificou-se também que a elevada taxa de mortalidade de menores de cinco anos se devia ao VIH, uma vez que se devia principalmente à transmissão do VIH de mãe para filho. Outros estudos mostraram que a mortalidade de menores de cinco anos no Zimbabué se deve a doenças diarreicas, à malária, a infecções respiratórias agudas, a doenças imunizáveis e, finalmente, à malnutrição. A subnutrição foi também considerada a causa de 56% a 83% das mortes de crianças (Pelletier et al., 1995).

Outro estudo realizado por Marinda et al (2007) sobre o impacto do VIH na mortalidade infantil no Zimbabué mostrou que os bebés infectados pelo VIH perinatalmente corriam um risco elevado de mortalidade entre os 2 e os 6 meses de idade. As infecções respiratórias agudas são outro fator chave na mortalidade infantil (Marinda et al., 2007).

2.6. Respostas internacionais e regionais ao desafio da U5M

Houve respostas ao problema da mortalidade infantil tanto a nível internacional como regional. A nível internacional, houve os ODM, que terminaram em 2015, e agora os ODS, que terminarão em 2030. A nível regional, o Protocolo de Saúde da SADC adoptou a Estratégia Regional de Saúde Sexual e Reprodutiva (SRH) para resolver o problema da saúde sexual e reprodutiva.

2.6.1. Objectivos de Desenvolvimento do Milénio e Objectivos de Desenvolvimento Sustentável

Na Cimeira do Milénio, em setembro de 2000, todos os líderes mundiais se reuniram e adoptaram a Declaração do Milénio das Nações Unidas, comprometendo cada país numa nova parceria global para definir uma série de objectivos calendarizados para reduzir a pobreza extrema até 2015, conhecidos como os Objectivos de Desenvolvimento do Milénio (ODM). Os Objectivos de Desenvolvimento do Milénio consistem em 8 objectivos com uma série de metas. O objetivo 4 visava reduzir a mortalidade infantil e a meta 5 do ODM 4 visava reduzir a taxa de mortalidade de crianças com menos de cinco anos em dois terços entre 1990 e 2015 (OMS, 2016), (Nações Unidas, 2015).

Entre 1990 e 2015, 62 dos 195 países conseguiram atingir o Objetivo de Desenvolvimento do Milénio (ODM) 4 relativo à taxa de mortalidade das crianças com menos de 5 anos, e 24 destes são países de rendimento baixo e médio. Independentemente dos progressos realizados até à data, o problema da mortalidade de menores de 5 anos continua a ser muito grave e, atualmente, 79 países têm uma taxa de mortalidade de menores de 5 anos superior a 25. Além disso, 47 países correm o risco de não atingir a meta proposta pelos Objectivos de Desenvolvimento

Sustentável (ODS) de 25 mortes de crianças por 1.000 nados vivos até 2030, se não acelerarem o ritmo de redução da mortalidade de menores de 5 anos. Do mesmo modo, dos 47 países, 30 precisam de duplicar a sua atual taxa de redução e 11 precisam de, pelo menos, triplicar a sua atual taxa de redução para atingir a meta até 2030 (OMS, 2016).

2.6.2. Estratégia regional da SADC sobre saúde sexual e reprodutiva (SRH)

Todos os Chefes de Estado da SADC adoptaram o Protocolo de Saúde da SADC de 1999, que entrou em vigor em 2004. Esta iniciativa identificou quatro pilares prioritários fundamentais no sector da saúde, nomeadamente o VIH/SIDA, as infecções sexualmente transmissíveis, a saúde reprodutiva e, por último, a saúde das crianças e dos adolescentes. O objetivo da estratégia era fornecer orientações e um quadro político para acelerar a realização da saúde sexual e reprodutiva e melhorar a saúde dos bebés, das crianças e dos adolescentes na região da SADC (SADC, 2008b).

Consequentemente, os objectivos desta estratégia regional de saúde sexual e reprodutiva (SSR) são reforçar a capacidade de todos os Estados Membros para fornecer serviços abrangentes e integrados de SSR; harmonizar directrizes, políticas e protocolos; melhorar a sinergia de programas e estratégias a nível nacional e regional; e, finalmente, melhorar a partilha de experiências, informação e melhores práticas entre todos os Estados Membros da SADC na abordagem dos quatro pilares prioritários no sector da saúde (SADC, 2008a).

De momento, esta estratégia permitiu reduzir o índice de fecundidade total, embora este continue a ser elevado. Atualmente, varia entre 2,7 filhos por mulher na África do Sul e 6,9 filhos por mulher em Angola. Os serviços de planeamento familiar também melhoraram, nomeadamente nas Maurícias, na África do Sul e no Zimbabué, reduzindo a mortalidade materna em 30% e contribuindo para melhorar a mortalidade neonatal e infantil na região (SADC, 2008a).

2.7. Estudos de caso sobre os desafios do desenvolvimento na região da SADC

Os Estados Membros da SADC enfrentam uma série de desafios de desenvolvimento, que vão desde a multiplicidade de guerras e conflitos armados a uma série de ameaças e desafios de segurança. No entanto, os problemas de desenvolvimento que cada país enfrentou ou está a enfrentar são muito diferentes. Estes desafios contribuíram para que o problema da mortalidade infantil não fosse considerado uma prioridade nestes países (Ngoma, 2005).

Matlosa (2007) descreve como a democracia anda de mãos dadas com o desenvolvimento, e como os dois não podem ser separados um do outro. Tanto o Estado como os mercados são essenciais para o desenvolvimento, uma vez que se complementam mutuamente no processo de desenvolvimento. Um Estado democrático em desenvolvimento é importante para o desenvolvimento do Estado, na medida em que abre caminho para que outros actores não estatais importantes dêem contributos essenciais para a agenda do desenvolvimento e para o processo de democratização. O problema da falta de democracia plena tem sido um grande obstáculo ao desenvolvimento no período pós-colonial na região da SADC (Matlosa, 2007).

O desenvolvimento humano sustentável também está em declínio devido a uma série de factores na região da SADC e um desses factores é o problema da epidemia de VIH/SIDA em toda a região, sendo agora a SADC o epicentro desta doença mortal a nível mundial. De acordo com a ONUSIDA, o número de pessoas que vivem com o VIH em todo o mundo em 2003 era de 38 milhões, 15 milhões das quais viviam na região da SADC. Outro fator que dificulta o desenvolvimento da SADC é o facto de África ainda não ter conseguido governar a sua própria via de desenvolvimento endógeno e autónomo devido à hegemonia de forças poderosas e ao poder esmagador da economia global, incluindo o Banco Mundial e o FMI (Matlosa, 2007).

República Democrática do Congo

O principal desafio ao desenvolvimento da RDC foi a guerra civil que durou muitos anos e envolveu também vários outros países da África Oriental, Central e Austral. Mais do que uma simples guerra civil, esta guerra acabou por se tornar uma guerra regional com potencial para dividir a região. A guerra foi também palco de posições políticas muito divergentes entre os Estados da SADC e levou a uma polarização entre os que eram contra a intervenção militar na RDC e os que a apoiavam. O conflito teve lugar apesar dos esforços rigorosos de organizações regionais como a SADC, a União Africana (UA) e a ONU (Ngoma, 2005), (Prunier, 2009).

A guerra na RDC, que eclodiu em 1994 e terminou em 2003, foi descrita como a primeira guerra mundial de África. Terminou há 13 anos, mas continuam a existir fortes conflitos de interesses entre diferentes actores e grupos de pessoas a diferentes níveis da sociedade sobre o acesso aos recursos naturais, uma vez que a RDC é um país muito rico em recursos naturais, principalmente ouro, diamantes, cobre, zinco e cobalto.

Vários grupos estão a trabalhar na oposição, o que está a dificultar o desenvolvimento do país. Por conseguinte, é importante mobilizar a capacidade de identificar as ameaças, a fim de encontrar uma solução credível que equilibre os interesses externos e nacionais. A atual liderança não se mostrou totalmente equipada para enfrentar estes desafios complexos (Kabemba, 2006).

Zimbabué

No Zimbabué, surgiu um problema de legitimidade desde as "invasões" ilegais e caóticas de explorações agrícolas comerciais por antigos combatentes da liberdade e seus apoiantes (Thomas, 2003). Desde então, tem havido receios de instabilidade no país, bem como noutros países da região, devido ao receio de um afluxo de refugiados e à possibilidade de o problema da terra se propagar aos países vizinhos, nomeadamente à Namíbia e à África do Sul, ambos com grandes populações de agricultores comerciais "brancos" (Ngoma, 2005). Este programa acelerado de reforma agrária prejudicou o desenvolvimento do Zimbabué, na medida em que o país registou um declínio de 2,8% no crescimento do PIB per capita na última década, associado a problemas persistentes de insegurança alimentar (Banco Mundial, 2016).

A educação é um dos principais instrumentos de desenvolvimento nos países do Terceiro Mundo. A Educação para Todos (EPT) é uma estratégia de um Estado para fornecer educação básica a todos os seus cidadãos, uma vez que a educação deve conduzir à posse ou aquisição de conhecimentos, competências e capacidades que permitirão aos cidadãos efetuar as operações que desejam ou necessitam de efetuar. O Zimbabué é um dos vários países em desenvolvimento que se vêem confrontados com o desafio de cobrir os custos da educação devido ao crescimento demográfico, à diminuição da ajuda externa e à rápida perda de valor da moeda local. Este problema da educação para todos também impediu o Zimbabué de atingir o pleno desenvolvimento económico (Peresuh & Ndawi, 1998).

África do Sul

Embora a África do Sul seja a potência económica da SADC, com um PIB regional de 55,5%, o país tem vivido uma instabilidade endémica. Registaram-se tiroteios e atentados bombistas contra alvos "suaves", bem como um sistema político conhecido como apartheid, em que as pessoas não gozavam de igualdade de oportunidades devido à sua raça. Os elevados níveis de atividade criminosa organizada também fizeram da África do Sul um destino relativamente inseguro para visitantes e turistas. Este facto levou também alguns cidadãos a optarem por se estabelecerem permanentemente noutros países do mundo (Ngoma, 2005).

Já passaram 18 anos desde que as práticas e políticas discriminatórias terminaram oficialmente na África do Sul, mas a realidade é que os sul-africanos negros, em particular as mulheres e os jovens, continuam firmemente presos ao jugo da África do Sul pós-apartheid, caracterizada por elevados níveis de desemprego, desigualdade, tirania e pobreza, com mais de 40% dos agregados familiares a viver abaixo do limiar de pobreza. Estes três desafios são geralmente referidos como o "triplo desafio", que sufoca a "nova" África do Sul e impede o progresso económico do país. Outros desafios ao desenvolvimento incluem a qualidade da educação que a maioria da população negra recebe, a corrupção que mina a prestação de serviços e a legitimidade do Estado e, finalmente, o facto de a África do Sul continuar a ser uma sociedade dividida (Van der Berg, 2015).

Lesoto

O Lesoto é um país montanhoso muito pequeno, com uma população de cerca de 2 milhões de habitantes. Está encravado na África do Sul e, como tal, a sua economia está totalmente dependente da da África do Sul. A sua economia é muito pequena e depende principalmente da agricultura. Recentemente, beneficiou da exportação de água para a África do Sul. O principal desafio de desenvolvimento que o Lesoto enfrenta é a pobreza, com mais de metade da população a viver abaixo do limiar de pobreza e um dos mais elevados níveis de desigualdade económica do mundo. Outros desafios incluem serviços de saúde e de educação deficientes, a propagação do VIH/SIDA, o atraso no desenvolvimento do sector privado e instituições fracas (Hassan, 2002).

O Lesoto é um país pacífico, mas foi por vezes palco de "agitação e golpes de Estado". Apesar das melhorias tecnológicas no domínio dos transportes e das comunicações, os países em desenvolvimento sem litoral, como o Lesoto, enfrentam desafios estruturais no acesso aos mercados globais, uma vez que não têm acesso ao mar (Faye, McArthur, Sachs, & Snow, 2004).

CAPÍTULO 3

METODOLOGIA DE INVESTIGAÇÃO

3.1 Conceção do estudo

O estudo envolve uma revisão abrangente da literatura sobre as causas do U5M na região da SADC. Trata-se de um projeto de investigação descritiva que utiliza técnicas qualitativas e quantitativas para analisar informações de artigos não publicados e publicados disponíveis no domínio público.

As principais causas da mortalidade de menores de cinco anos na região da SADC foram comparadas com outras regiões do mundo, como a América Latina e o Sudeste Asiático, através da análise das causas da mortalidade de menores de cinco anos utilizando a literatura disponível. Os dados sobre as causas da mortalidade de menores de cinco anos obtidos a partir de bases de dados da OMS foram utilizados para compreender as principais causas da mortalidade de menores de cinco anos em cada país da SADC. Para perceber se existe um padrão de mortalidade de menores de cinco anos nos países da SADC, foram comparadas as principais causas de mortalidade de menores de cinco anos em cada Estado Membro da SADC. Para analisar as causas da mortalidade de menores de cinco anos na região da SADC por geografia e nível de desenvolvimento económico, os países da SADC foram primeiro divididos por geografia e nível de desenvolvimento económico, e depois as causas foram comparadas dentro de cada categoria ou sub-região.

Finalmente, foram propostas recomendações sobre como a SADC, como região, pode enfrentar o problema da mortalidade de menores de cinco anos, bem como recomendações específicas para cada estado membro. Estas recomendações também propõem formas de os países da SADC colaborarem e trabalharem em conjunto para resolver o problema da mortalidade de menores de cinco anos.

3.2. Área de estudo

O estudo centrou-se nas causas da mortalidade de menores de cinco anos nos 15 estados membros da SADC. As causas da mortalidade de menores de cinco anos foram comparadas em cada país, examinando as semelhanças e diferenças entre eles.

3.3. Metodologia de investigação

Foram pesquisadas várias bases de dados para encontrar artigos científicos que respondessem à questão de investigação deste estudo. Estas incluíam as bibliotecas em linha das Universidades de Thammasat e Maastricht, African Journals Online, PubMed, Anthrosource, Embasses, Biblioteca Cochrane e, finalmente, uma pesquisa avançada no Google. Foram também utilizados vários sítios Web, incluindo agências das Nações Unidas, como a OMS, a UNICEF, a FAO, o PNUD e o Banco Mundial, bem como sítios Web da SADC. Os dados sobre as causas da MMR5 foram obtidos a partir da base de dados da OMS.

3.4. Critérios de inclusão e exclusão

Os artigos e documentos incluídos neste estudo foram os publicados em inglês entre 1990 e 2015 que se centraram na mortalidade de menores de cinco anos na SADC. Os artigos e trabalhos publicados durante o período abrangido por este estudo que eram artigos completos foram incluídos neste estudo, enquanto os que continham apenas resumos e os publicados noutras línguas que não o inglês foram excluídos.

3.5. Dados qualitativos e quantitativos

Neste estudo, foram utilizados dados qualitativos sob a forma de estudos e relatórios de projectos para compreender as semelhanças e diferenças entre os países da SADC no que diz respeito ao problema da mortalidade infantil.

Os dados quantitativos utilizados são o número de crianças com menos de cinco anos que morrem em cada país da região da SADC por cada causa específica. O Microsoft Excel® foi utilizado para analisar e comparar as causas de mortalidade de menores de cinco anos em cada um dos países da SADC.

Foi compilada uma lista de todos os documentos relevantes recuperados de vários motores de busca. O Endnote foi utilizado como software de gestão de referências para armazenar e classificar os artigos relevantes utilizados neste estudo.

CAPÍTULO 4

CONCLUSÕES

4.1. Resultados

Os resultados em matéria de saúde, como a mortalidade de menores de cinco anos, são determinados por uma série de factores, sendo o sistema de saúde um deles. O sistema de saúde é um sistema de pessoas e acções cujo principal objetivo é promover, manter ou restabelecer a saúde da população. Os sistemas de saúde podem dar um enorme contributo para a melhoria dos resultados no domínio da saúde, especialmente nos países pobres, como os da região da SADC. A razão pela qual alguns sistemas de saúde não conseguem melhorar a saúde da população deve-se a limitações técnicas. Os sistemas de saúde na África Austral não prestam serviços de saúde óptimos devido a uma série de limitações técnicas, problemas administrativos e falta de prestadores de cuidados de saúde (Organização Mundial de Saúde 2000).

4.2. Situação da mão de obra no sector da saúde nos países da SADC

Padarath et al (2003) explicam que um sistema de saúde não pode funcionar corretamente sem recursos humanos eficazes e suficientemente qualificados, particularmente no sector público e ao nível dos cuidados primários. Esta é a realidade na África Austral, onde os sistemas de saúde destes países se confrontam com uma série de problemas de mão de obra no sector da saúde, incluindo uma distribuição desigual e uma escassez geral de profissionais de saúde (Padarath et al., 2003).

Os profissionais de saúde migram de zonas de baixo desenvolvimento socioeconómico e de elevados níveis de pobreza para zonas mais desenvolvidas de cada país, aumentando a desigualdade entre ricos e pobres. Os profissionais de saúde estão a migrar das zonas rurais para as urbanas e do sector público para o privado devido aos benefícios económicos. Na África Austral, os profissionais de saúde também estão a migrar de países pobres como o Zimbabué e o Malawi para países relativamente mais ricos como a África do Sul, agravando a escassez de prestadores de cuidados de saúde nestes países. Em geral, a migração internacional de profissionais de saúde dos países africanos para os países industrializados agrava ainda mais o problema dos prestadores de cuidados de saúde (Padarath et al, 2003).

Há uma série de factores de atração e de pressão que influenciam a deslocação dos trabalhadores do sector da saúde, alguns dos quais ultrapassam o sector da saúde. Estes factores incluem salários baixos, planeamento inadequado dos recursos humanos, cargas de trabalho irrealistas, um ambiente de trabalho arriscado que inclui a exposição a doenças como a tuberculose e o VIH/SIDA, condições de trabalho insuficientes e infra-estruturas deficientes. Outros factores incluem também a insegurança política, os níveis de tributação, a criminalidade, o declínio dos padrões de serviço e, finalmente, ambientes políticos repressivos. Os factores de atração nos países mais desenvolvidos incluem melhor qualidade de vida, melhores salários e oportunidades de educação e especialização (Padarath, et al, 2003). Simplificando, os países da África Austral enfrentam uma escassez de prestadores de cuidados de saúde, particularmente no sector público e nas áreas mais remotas, como mostra o quadro abaixo.

Tabela 2. Estimativas do pessoal de saúde por 1000 habitantes na África Austral

País	Ano	Médicos	Enfermeiras e parteiras	Dentistas
Angola	2009	0.166	1.660	0.016
Botsuana	2009	0.399	3.346	0.083
República	2004	0.107	0.529	0.003
Lesoto	2003	0.049	0.623	0.009

Madagáscar	2007	0.161	0.316	0.023
Malawi	2009	0.019	0.343	0.013
Maurice	2004	1.057	3.734	0.189
Moçambique	2012	0.04	0.412	0.008
Namíbia	2007	0.374	2.775	0.043
Seychelles	2011	1.231	5.638	0.207
África do Sul	2013	0.776	5.114	0.2
Suazilândia	2009	0.17	1.602	0.042
Tanzânia	2012	0.031	0.436	0.011
Zâmbia	2012	0.173	0.784	0.029
Zimbabué	2011	0.083	1.335	0.02

Fonte: OMS (2016)

O quadro acima mostra o número de profissionais de saúde em cada país da região da SADC. As Seicheles têm o maior número de médicos por 1.000 habitantes, seguidas das Maurícias e da África do Sul. O Malawi tem o menor número de médicos, com apenas 0,019 médicos por 1.000 habitantes, seguido do Lesoto, com apenas 0,049 médicos por 1.000 habitantes. As Seicheles têm também a maior densidade de enfermeiros e parteiras, seguidas da África do Sul e das Maurícias. Madagáscar tem a menor densidade de enfermeiros e parteiras, seguido do Malawi e de Moçambique. O número de profissionais de saúde é um fator determinante muito importante dos resultados em matéria de saúde, especialmente no que diz respeito à mortalidade de menores de cinco anos, uma vez que as crianças necessitam de mais serviços de saúde por serem um grupo vulnerável. O número de enfermeiros e parteiras é muito importante porque a ausência de parteiras qualificadas durante o período em que a mulher está a dar à luz leva a complicações muito graves no parto, que, por sua vez, resultam numa elevada mortalidade infantil.

4.3. Causas de crianças com menos de cinco anos na região da SADC

Existem várias causas de morte de crianças com menos de cinco anos na região da SADC. Estas incluem complicações da prematuridade, infecções agudas do trato respiratório inferior, asfixia e traumas de parto, VIH/SIDA, malária, anomalias congénitas e doenças diarreicas, para citar apenas algumas. O quadro abaixo mostra a classificação das principais causas de mortalidade de menores de cinco anos na região da SADC como um todo.

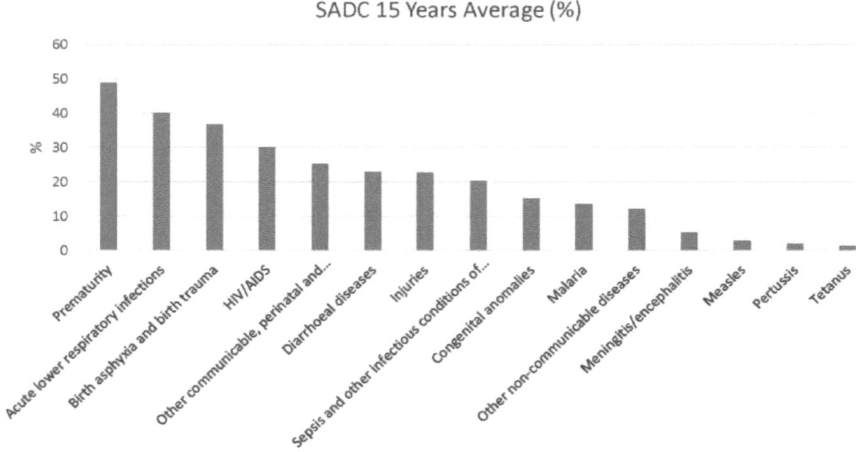

Figura 6. Principais causas da U5M na SADC

Fonte: OMS (2016)

4.4. As três principais causas de U5M em cada país

As causas da mortalidade de menores de cinco anos na região da SADC são numerosas e variam de país para país. Embora a região tenha a TMM5 mais elevada do mundo, as causas variam de país para país. De acordo com os dados da OMS (2016) sobre as causas da U5MRR, como mostra a tabela abaixo.

Tabela 3. As três principais causas de mortalidade infantil em cada país da SADC

País	*As 3 principais causas da U5M*	*Média de 15 anos para cada causa (%)*

Angola	1. Infecções agudas do trato respiratório inferior 2. Prematuridade 3. Doença diarreica	50.78 42.99 42.49
Botsuana	1. Prematuridade 2. VIH/SIDA 3. Infecções agudas do trato respiratório inferior	59.18 59.09 35.06
RDC	1. Malária 2. Prematuridade 3. Asfixia e traumatismo de parto	60.68 47.64 39.46
Lesoto	1. VIH/SIDA 2. Prematuridade 3. Infecções agudas do trato respiratório inferior	48.84 46.36 44.76
Madagáscar	1. Infecções agudas do trato respiratório inferior 2. Prematuridade 3. Asfixia e traumatismo de parto	57.28 43.34 42.96
Malawi	1. Prematuridade 2. Asfixia e traumatismo de parto 3. Infecções agudas do trato respiratório inferior	44.36 37.98 36.86
Maurice	1. Prematuridade 2. Anomalias congénitas 3. Outras doenças não transmissíveis	82.49 71.58 32.95
Moçambique	1. Malária 2. Prematuridade 3. Asfixia e traumatismo de parto	42.82 42.32 39.31
Namíbia	1. Prematuridade 2. VIH/SIDA 3. Infecções agudas do trato respiratório inferior	51.32 47.40 44.69
Seychelles	1. Anomalias congénitas 2. Prematuridade 3. Outras doenças não transmissíveis	67.65 61.58 38.23

África do Sul	1. VIH/SIDA 2. Prematuridade 3. Infecções agudas do trato respiratório inferior	60.09 47.96 38.94
Suazilândia	1. VIH/SIDA 2. Prematuridade 3. Infecções agudas do trato respiratório inferior	64.23 43.72 41.23
Tanzânia	1. Infecções agudas do trato respiratório inferior 2. Asfixia e traumatismo de parto 3. Prematuridade	47.24 44.71 37.78
Zâmbia	1. Infecções agudas do trato respiratório inferior 2. Asfixia e traumatismo de parto 3. Prematuridade	44.10 43.24 37.80
Zimbabué	1. VIH/SIDA 2. Prematuridade 3. Asfixia e traumatismo de parto	56.47 45.93 40.08

As três principais causas de mortalidade de menores de 5 anos diferem de um país da SADC para outro, como mostra o quadro acima. Uma das principais causas de morte é o VIH, que é a principal causa de morte na África do Sul, Suazilândia, Lesoto e Zimbabué. Isto deve-se ao facto de a prevalência do VIH entre a população adulta destes países ser muito elevada. Na RDC e em Moçambique, a principal causa de mortalidade de menores de 5 anos é a malária, uma vez que esta doença é endémica nestes dois países. A prematuridade é outra causa importante de morte, sendo a principal causa no Botswana, no Malawi, nas Maurícias e na Namíbia. Por último, as infecções respiratórias agudas inferiores são a principal causa de morte em Angola, Tanzânia, Madagáscar e Zâmbia, como mostra o quadro acima.

4.5. Divisões regionais

Os países da SADC podem ser agrupados ou divididos em grupos de acordo com o seu nível de desenvolvimento económico e geografia, ou seja, as condições climáticas que cada país enfrenta. Em termos de desenvolvimento, os países da SADC podem ser divididos em três grupos com base no índice de desenvolvimento humano desenvolvido pelas Nações Unidas, nomeadamente um índice de desenvolvimento humano elevado, médio e baixo. Os países podem igualmente ser divididos em duas grandes regiões climáticas com base nos grupos climáticos de Koppen-Geiger, nomeadamente os climas secos e os climas húmidos de latitude média com invernos suaves.

4.5.1. Desenvolvimento económico e situação económica nacional

O desenvolvimento económico de uma nação pode ser quantificado através da análise do produto interno bruto per capita ou do índice de desenvolvimento humano. O Banco Mundial (2016) define o PIB per capita como "o produto interno bruto dividido pela população a meio do ano e o PIB é a soma do valor acrescentado bruto de todos os produtores residentes na economia, mais todos os impostos sobre os produtos e menos todos os subsídios não incluídos no valor dos produtos". O PIB per capita é particularmente adequado para comparar o desempenho económico de um país com outro, uma vez que mostra o desempenho relativo dos países.

A outra medida de desenvolvimento económico é o Índice de Desenvolvimento Humano (IDH). O IDH é "uma ferramenta desenvolvida pelas Nações Unidas para medir e classificar os níveis de desenvolvimento social e económico dos países com base em quatro critérios: esperança de vida à nascença, média de anos de escolaridade, anos de escolaridade esperados e rendimento nacional bruto per capita". Também pode ser utilizado para acompanhar o desenvolvimento de um país ao longo do tempo. Uma vez que o IDH inclui quatro critérios, é uma boa medida para avaliar a relação entre o desenvolvimento económico e os resultados em matéria de saúde, como a mortalidade de menores de cinco anos. Além disso, o desenvolvimento humano não está ligado à quantidade de dinheiro que as pessoas ganham, mas sim à "liberdade real que as pessoas comuns têm para decidir quem querem ser, o que querem fazer e como querem viver".

Os países da região da SADC encontram-se em diferentes níveis de desenvolvimento, tal como demonstrado pelo Índice de Desenvolvimento Humano e pela classificação dos países no mundo.

Quadro 4. Índice de Desenvolvimento Humano

Concelho	Humano Índice de desenvolvimento	Classificação mundial	Categorias do PNUD
Maurice	0.777	63	Desenvolvimento humano elevado
Seychelles	0.772	64	Desenvolvimento humano elevado
Botsuana	0.698	106	Média Desenvolvimento humano
África do Sul	0.666	116	Média Desenvolvimento humano
Namíbia	0.628	126	Média Desenvolvimento humano
Zâmbia	0.586	139	Média Desenvolvimento humano
Angola	0.532	149	Baixo desenvolvimento humano
Suazilândia	0.531	150	Baixo desenvolvimento humano
Tanzânia	0.521	151	Baixo desenvolvimento humano

Madagáscar	0.51	154	Baixo desenvolvimento humano
Zimbabué	0.509	155	Baixo desenvolvimento humano
Lesoto	0.497	161	Baixo desenvolvimento humano
Malawi	0.445	173	Baixo desenvolvimento humano
República Democrática do Congo	0.433	176	Baixo desenvolvimento humano
Moçambique	0.416	180	Baixo desenvolvimento humano

Fonte: PNUD (2015)

As Nações Unidas agruparam os países em quatro categorias, de acordo com o índice de desenvolvimento humano de cada país. As quatro categorias são: desenvolvimento humano muito elevado, desenvolvimento humano elevado, desenvolvimento humano médio e desenvolvimento humano baixo. Nenhum país da SADC tem um Índice de Desenvolvimento Humano muito elevado, mas dois países, as Maurícias e as Seicheles, estão na categoria de Índice de Desenvolvimento Humano elevado. Os quatro países seguintes, Botswana, África do Sul, Namíbia e Zâmbia, enquadram-se na categoria de desenvolvimento humano médio. Os restantes nove países - Angola, Suazilândia, Tanzânia, Madagáscar, Lesoto, Malawi, República Democrática do Congo, Moçambique e Zimbabué - inserem-se na categoria de baixo desenvolvimento humano. Com base nas três categorias de desenvolvimento humano a que pertencem os países da SADC, é possível avaliar as causas da mortalidade de menores de cinco anos em cada categoria.

Causas de mortalidade nas três sub-regiões do IDH

Os países com elevado desenvolvimento humano são aqueles que têm um IDH entre 0,700 e 0,800, e países como as Maurícias e as Seicheles são os únicos países com um IDH entre 0,700 e 0,800.

os únicos países da SADC na categoria de desenvolvimento humano elevado. A segunda categoria entre os Estados Membros da SADC é a do desenvolvimento humano médio, com um IDH entre 0,555 e 0,699. Os países desta categoria são a África do Sul, o Botsuana, a Namíbia e a Zâmbia (56). **Os países** com baixo desenvolvimento humano são aqueles com o IDH mais baixo, até 0,548, e os outros nove países da SADC, nomeadamente Angola, Suazilândia, Tanzânia, Madagáscar, Lesoto, Malawi, República Democrática do Congo, Moçambique e Zimbabué, estão na categoria de baixo desenvolvimento humano. As causas do U5M em cada categoria são apresentadas abaixo.

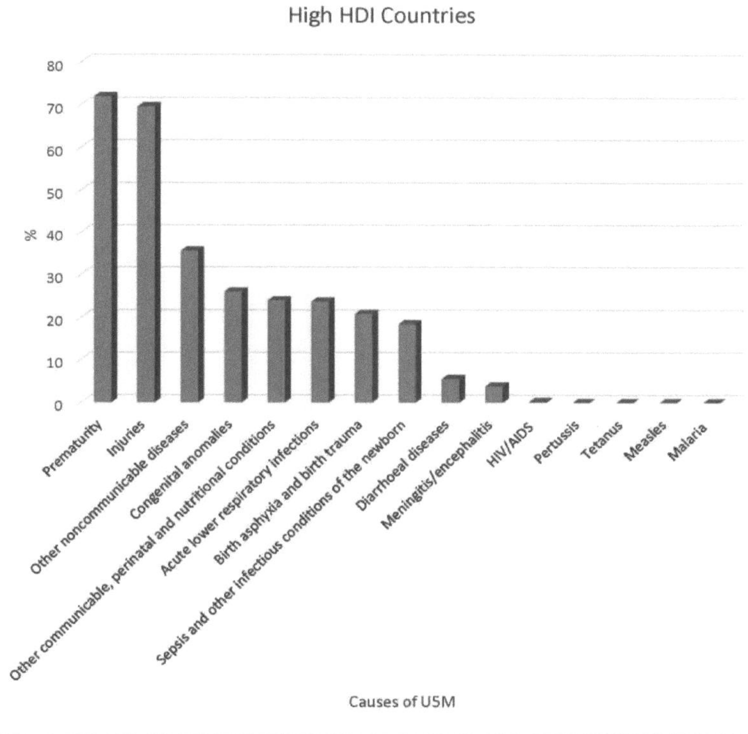

Figura 7. Causas da U5M em países com elevado desenvolvimento humano

Fonte: OMS (2016)

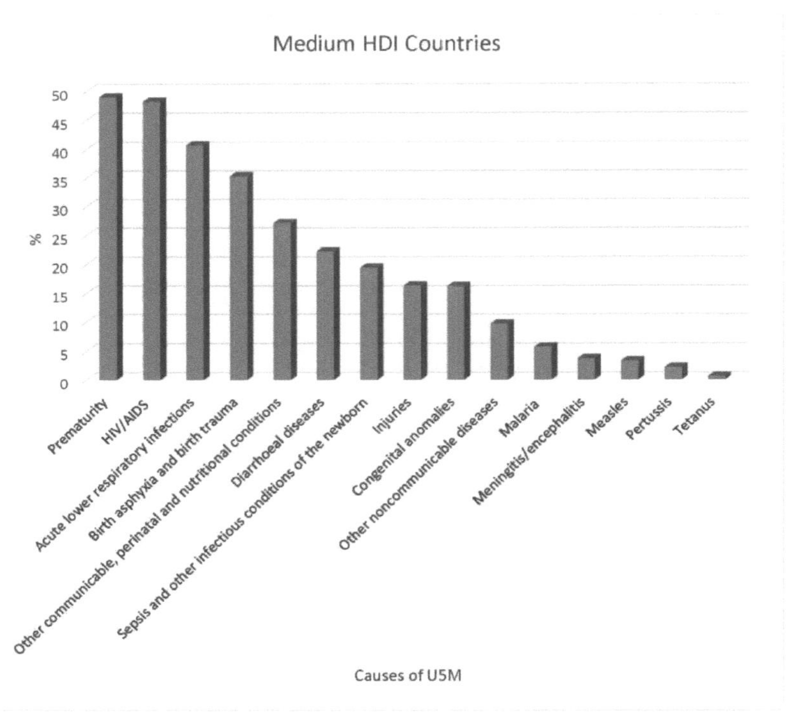

Figura 8. Causas da U5M em países com um baixo nível de desenvolvimento humano
Fonte: OMS (2016)

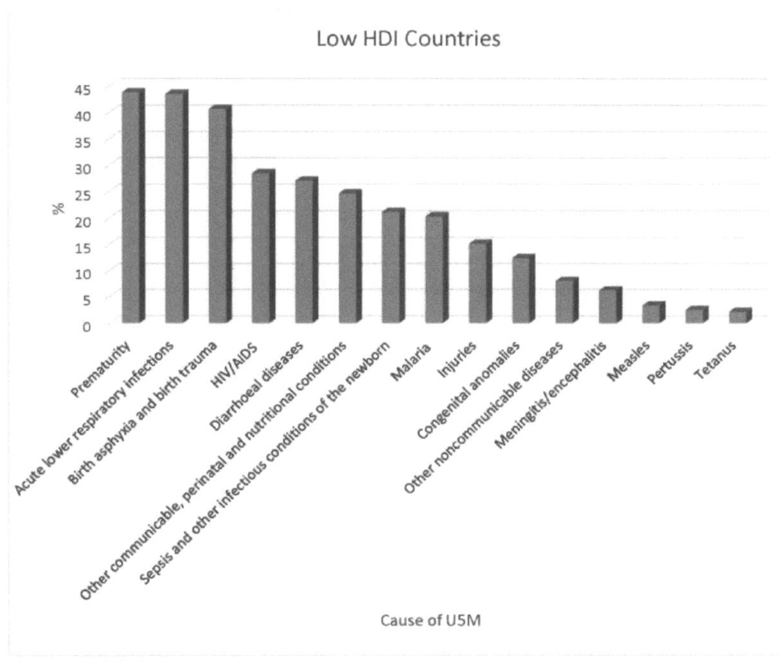

Figura 9. Causas da U5M em países com baixo desenvolvimento humano

Fonte: OMS (2016)

A Figura 7 acima mostra as causas da mortalidade de menores de 5 anos nos países da SADC

com elevado desenvolvimento humano. A principal causa de mortalidade nesta categoria é a

prematuridade, seguida de lesões e outras doenças não transmissíveis, e a quarta principal causa são as anomalias congénitas.

As

As quatro principais causas de morte nestes

países são as doenças não transmissíveis. As doenças transmissíveis não são um problema muito grande porque as quatro principais causas são todas doenças não transmissíveis. As doenças transmissíveis, como o VIH/SIDA, por exemplo, são responsáveis por apenas 0,23% das mortes nestes países.

Outras doenças transmissíveis, como a tosse convulsa, o tétano, o sarampo e a malária, não estão na origem das doenças não transmissíveis, mas constituem um problema importante nos países com baixo desenvolvimento humano, como se descreve mais adiante. Além disso, todas as doenças transmissíveis são responsáveis por menos de 25% das mortes, e todas as principais causas são doenças não transmissíveis.

A Figura 8 mostra as causas da mortalidade de menores de cinco anos em países com desenvolvimento humano médio. A principal causa de mortalidade de menores de cinco anos nestes países é a prematuridade, que é a mesma que nos países com elevado desenvolvimento humano. No entanto, a segunda principal causa de mortalidade de menores de cinco anos é o VIH, com uma média de 15 anos de 48,29% de todas as mortes, o que não acontece nos países com elevado desenvolvimento humano, onde o VIH não é um problema grave. Além disso, a terceira causa principal é a infeção aguda do trato respiratório inferior, que representa 40,70% das mortes. Verifica-se que, com exceção da prematuridade, da asfixia à nascença e dos traumatismos de parto, as sete principais causas de morte são doenças transmissíveis e a sua taxa de mortalidade é elevada. As doenças não transmissíveis, como as lesões, representam apenas 16,34%, mas são uma das principais causas de morte em países com elevado desenvolvimento humano. Outras doenças transmissíveis, como o sarampo, a tosse convulsa e o tétano, que não causam mortes em países com elevado desenvolvimento humano, causam algumas mortes de crianças em países com desenvolvimento humano médio.

A figura 9 mostra as causas de mortalidade de menores de cinco anos nos países com baixo desenvolvimento humano. A principal causa é a prematuridade, que é a mesma que nos países com desenvolvimento humano elevado e médio, mas a segunda principal causa são as infecções respiratórias agudas inferiores, com 43,55% da causa de morte, mas é a terceira nos países com desenvolvimento humano médio e a mais baixa nos países com desenvolvimento humano elevado. As oito principais causas de mortalidade infantil, com exceção da prematuridade, da asfixia e dos traumatismos de parto, são todas doenças transmissíveis. Doenças não transmissíveis

que eram a principal causa de morte em países com elevado desenvolvimento humano, já não são as principais causas de morte nesses países.

4.5.2. Geografia e clima

região da África Austral tem uma variedade de regimes climáticos, mas pode ser dividida em duas categorias principais, de acordo com os grupos climáticos de Koppen-Geiger: climas secos e climas húmidos de latitude média com invernos suaves, como mostra o diagrama abaixo.

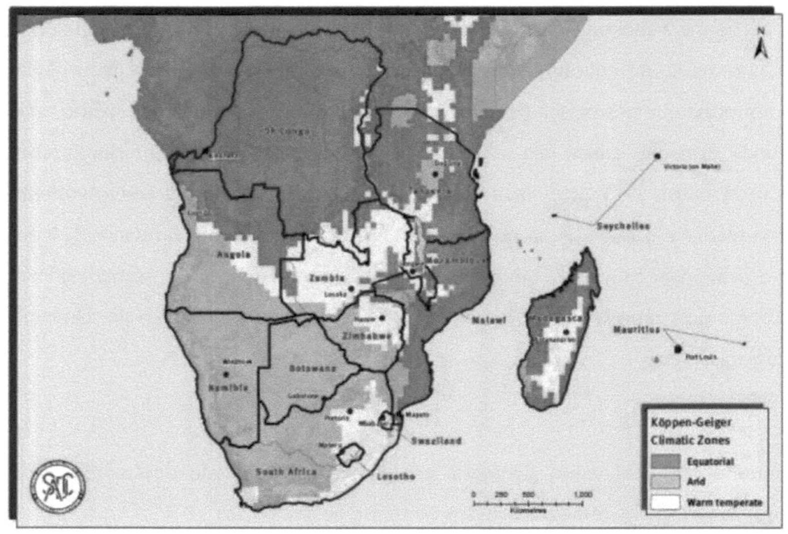

Figura 10: Zona climática de Koppen-Geiger na região da SADC

Fonte: SADC (2016) SADC (2016)

A primeira categoria inclui os países do sudoeste que fazem fronteira com o deserto do Kalahari, nomeadamente o Botsuana, Angola, Lesoto, Namíbia, Zimbabué, África do Sul e Suazilândia, com climas que variam de sub-húmido e semi-árido no leste a hiper-árido no oeste. As causas da mortalidade de menores de cinco anos nesta sub-região são apresentadas na figura abaixo (SADC, 2016).

A segunda categoria inclui países orientais como a Tanzânia, Moçambique, Malawi, RDC, Zâmbia e os países insulares do Oceano Índico de Madagáscar, Maurícias e Seychelles, com condições climáticas que variam de húmidas a secas, subtropicais e de latitude média (SADC, 2016).

Causas de mortalidade nas duas sub-regiões climáticas

As causas da mortalidade de menores de cinco anos nas duas sub-regiões climáticas são apresentadas na figura abaixo.

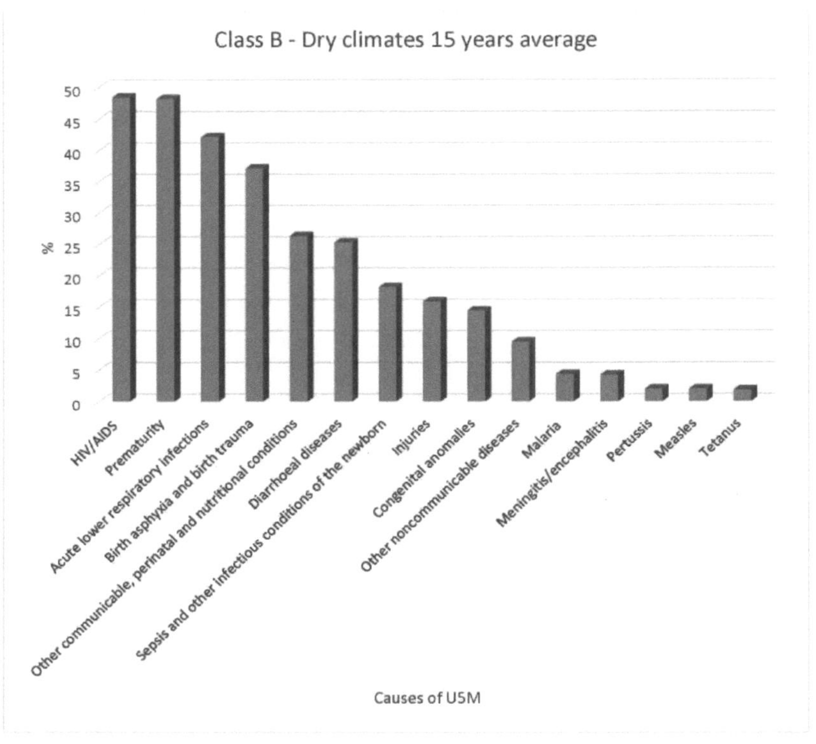

Figura 11. Causas de U5M na sub-região de clima seco

Fonte: OMS (2016)

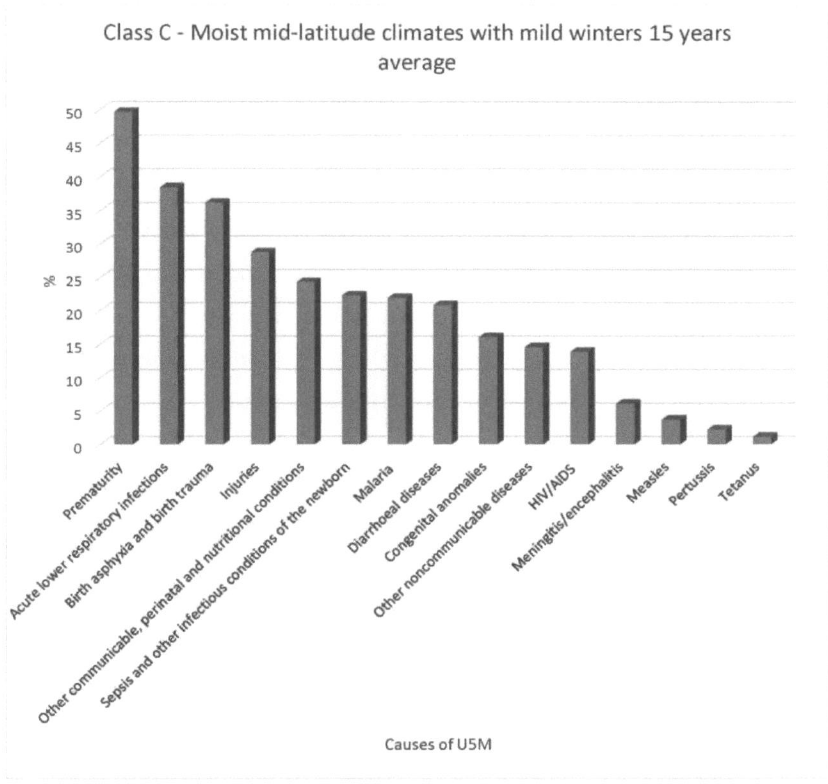

Figura 12. Causas de U5M na sub-região climática húmida de latitude média

Fonte: OMS (2016)

A principal causa de mortalidade infantil nos países da zona de clima seco é o VIH, que representa 48,45% de todas as mortes infantis, como mostra o gráfico 11 acima. A segunda principal causa de morte é a prematuridade, que representa 48,20% das mortes infantis. A terceira principal causa é a infeção aguda do trato respiratório inferior, responsável por 42,11% das mortes. Outras causas de mortalidade elevada são a asfixia do nascimento e do parto (64), os traumatismos, outras doenças transmissíveis, perinatais e nutricionais, as doenças diarreicas, a septicemia e outras doenças infecciosas do recém-nascido, que representam 37,14%, 26,34%, 25,32% e 18,19% da mortalidade, respetivamente. O paludismo, que é uma das principais causas de morte no conjunto da região da SADC, é relativamente pouco frequente nos climas secos, representando apenas 4,4% das mortes. Outras doenças transmissíveis, como a meningite/encefalite, a tosse convulsa, o sarampo e o tétano, são responsáveis por um número muito reduzido de mortes, representando menos de 5% do número total de mortes.

As causas de mortalidade de menores de cinco anos nos países da sub-região da SADC de clima húmido de latitude média com invernos suaves são diferentes das da zona de clima seco. A principal causa de morte nesta zona é a prematuridade, seguida de infecções respiratórias agudas, asfixia e traumatismos de parto, ferimentos e outras doenças perinatais transmissíveis e condições nutricionais, que causam 49,66%, 38,43%, 36,18%, 28,75% e 24,32%, respetivamente, como mostra a Figura 12 acima. A malária, que causa muito poucas mortes em zonas climáticas secas, causa mais em zonas húmidas de latitude média com invernos suaves. A malária é a causa de 21,92% das mortes nesta zona, em comparação com apenas 4,39% nos países da zona seca. É a principal causa de mortalidade de menores de 5 anos em certos países desta zona, nomeadamente a RDC e Moçambique. O VIH é a segunda principal causa de morte na zona seca, mas nos climas húmidos das latitudes médias com invernos suaves, é responsável por uma mortalidade muito baixa. O VIH é responsável por 13,86% das mortes nos climas húmidos de latitude média, em comparação com 48,45% nas regiões secas.

Outras causas, como a meningite/encefalite, o sarampo, a tosse convulsa e o tétano, são praticamente as mesmas em ambas as zonas e resultam numa taxa de mortalidade relativamente baixa entre as crianças com menos de cinco anos.

CAPÍTULO 5

DISCUSSÃO

5.1. Discussão

A Comunidade de Desenvolvimento da África Austral enfrenta muitos desafios que dificultam a vida do cidadão comum. Sendo uma das regiões mais pobres do mundo, a região enfrenta muitos problemas, especialmente no que diz respeito à saúde da sua população. Outros problemas incluem o acesso a alimentos suficientes, água potável e até mesmo saneamento básico. Em consequência de todos estes problemas, a região regista a taxa de mortalidade de menores de cinco anos mais elevada do mundo.

Existem muitas diferenças e variações entre os Estados Membros da SADC em termos de PIB per capita, taxas brutas de mortalidade e esperança de vida. Para além disso, as causas da mortalidade de menores de cinco anos enfrentadas por cada país também são diferentes. As causas de mortalidade de menores de cinco anos identificadas em toda a região incluem complicações da prematuridade, infecções agudas do trato respiratório inferior, asfixia e traumas de parto, VIH/SIDA, malária, anomalias congénitas e doenças diarreicas. No entanto, estas causas também variam de país para país.

As causas de mortalidade de menores de cinco anos na região da SADC são muito semelhantes às causas de mortalidade de menores de cinco anos noutras regiões em desenvolvimento, como a América Latina e o Sudeste Asiático. No entanto, a SADC, enquanto região, regista a TMM5 mais elevada. Verificou-se que os países da América Latina também enfrentam o problema das complicações pré-termo ou da prematuridade, das infecções agudas do trato respiratório inferior, da asfixia e dos traumatismos de parto, do VIH/SIDA, da malária, das anomalias congénitas e das doenças diarreicas, entre outros.

O problema da mortalidade das crianças com menos de cinco anos é negligenciado devido a uma série de problemas de desenvolvimento que a região enfrenta. Os desafios enfrentados por cada país são diferentes e vão desde a agitação civil e a guerra à falta de boa governação, à pobreza, à educação deficiente, à insegurança alimentar e às consequências catastróficas das alterações climáticas, entre outros. Consequentemente, a questão da U5M não está na ordem do dia. Por conseguinte, é necessário que a SADC desenvolva uma estratégia regional para abordar esta questão ou reveja a Estratégia Regional da SADC para a Saúde Sexual e Reprodutiva (SRH), de modo a que cada estado membro tenha directrizes claras a seguir para abordar o problema da mortalidade infantil. Neste caso, todos os países partilharão os seus sucessos uns com os outros para que todos os países da região possam atingir a meta dos ODM até 2030.

5.2. Principais causas de U5M na região da SADC

A razão pela qual a U5M continua a ser um desafio é a falta de um sistema de saúde eficaz. Há uma série de desafios que o sistema de saúde enfrenta em alguns países, um dos quais é a falta de pessoal de saúde, ou seja, médicos, enfermeiros e parteiras. A falta de pessoal de saúde agrava o problema da mortalidade nos países da SADC. O aumento da disponibilidade de prestadores de cuidados de saúde, em particular nas zonas mais remotas, pode contribuir maciçamente para a redução da mortalidade dos menores de 5 anos na região da SADC. Por conseguinte, cada país deve formar mais profissionais de saúde e adotar medidas para os reter, uma vez que a maior parte deles migra para países mais desenvolvidos, onde beneficiam de melhores salários, melhores condições de trabalho e melhores oportunidades de formação.

As principais causas de mortalidade infantil na região da SADC incluem complicações relacionadas com a prematuridade, infecções agudas do trato respiratório inferior, asfixia e traumas de parto, VIH/SIDA, malária, anomalias congénitas e doenças diarreicas. A maioria destas doenças é transmissível e apenas algumas são não transmissíveis. Esta situação difere da dos países desenvolvidos, onde as principais causas de mortalidade infantil já não são as doenças transmissíveis, mas sim as doenças não transmissíveis. Este facto mostra que os países da SADC enfrentam um duplo fardo de doenças, o que torna o problema da sub-mortalidade mais difícil de resolver.

A saúde da população é, em grande medida, influenciada pelo nível de desenvolvimento económico de um país. Os países desenvolvidos tendem a ter melhores resultados em termos de saúde do que os países menos desenvolvidos em termos de desenvolvimento económico. Os resultados em matéria de saúde, como a mortalidade materna e infantil, estão também estreitamente ligados ao nível de desenvolvimento humano de um país. Além disso, as principais causas de mortalidade de menores de cinco anos estão associadas ao nível de desenvolvimento humano.

Foi demonstrado que nenhum Estado membro da SADC está classificado como tendo um desenvolvimento humano muito elevado, mas que dois países têm um desenvolvimento humano elevado, quatro têm um desenvolvimento humano médio e os restantes nove estão classificados como tendo um desenvolvimento humano baixo. Existem várias razões pelas quais os países da região da SADC se encontram entre os países do mundo com o Índice de Desenvolvimento Humano mais baixo. Alguns dos problemas de desenvolvimento não só impedem o desenvolvimento, como também têm um impacto negativo nos resultados de saúde, sendo o problema da mortalidade de menores de cinco anos um deles. Os estudos efectuados demonstraram que o desenvolvimento e a saúde da população estão intimamente ligados e associados. Se a região da SADC não está a desenvolver-se ao mesmo ritmo, isso deve-se ao facto de a sua população ter piores resultados em termos de saúde do que a dos países desenvolvidos.

Pritchett e Summers (1996), citados por Baker (2008), sugeriram que existe uma ligação entre a riqueza e a saúde, descrevendo-a também como uma relação de causa e efeito. Por outras palavras, existe uma relação entre a saúde da população e o nível de desenvolvimento económico. A ideia de que a saúde pode efetivamente conduzir à riqueza parece muito credível. Por exemplo, uma mão de obra com boa saúde é mais produtiva do que uma mão de obra com má saúde. Um ano a menos de produtividade é o resultado da mortalidade e da morbilidade precoces, o que representa um encargo económico tanto para os prestadores de cuidados informais como para o sector formal dos cuidados de saúde. Concluiu-se que "o rendimento e a saúde são factores que se reforçam mutuamente na expansão das liberdades pessoais". Esta ideia pode ser verdadeira no caso dos países da SADC, onde o desenvolvimento económico e os resultados em matéria de saúde são inferiores, embora seja necessário um estudo e uma investigação mais aprofundados.

5.2.1. Por desenvolvimento económico

As principais causas da U5M na sub-região da SADC em termos de desenvolvimento humano são diferentes. As três sub-regiões em que se inserem os países da SADC são: desenvolvimento humano elevado, desenvolvimento humano médio e desenvolvimento humano baixo. Há dois países na categoria de alto desenvolvimento humano, quatro países na categoria de médio desenvolvimento humano e nove países na categoria de baixo desenvolvimento humano.

A principal causa de mortalidade de menores de cinco anos em todas as categorias de desenvolvimento económico é a prematuridade. Todos os países enfrentam um grande desafio em termos de mortalidade de menores de cinco anos, uma vez que as crianças nascidas prematuramente não conseguem sobreviver devido à sua vulnerabilidade a uma vasta gama de complicações e à falta de um sistema de saúde eficaz nos países da SADC. O problema da prematuridade afecta todos os países, quer sejam desenvolvidos ou não. A prematuridade é causada por uma série de factores, como a infeção intra-uterina, a idade gestacional e as necessidades médicas, a gravidez múltipla, a raça negra, o baixo índice de massa corporal materna, a doença periodontal, o comprimento cervical curto e a elevada concentração cervico-vaginal de fibronectina fetal, entre outros (Goldenberg, Culhane, Iams, & Romero, 2008).

As lesões são a segunda principal causa de morte nos países mais desenvolvidos. Queimaduras, afogamento, envenenamento, acidentes rodoviários e quedas são apenas algumas das formas de lesão. As lesões têm taxas de mortalidade mais baixas nos países menos desenvolvidos do que as doenças transmissíveis. A terceira principal causa de mortalidade de menores de 5 anos nos países altamente desenvolvidos são as outras doenças não transmissíveis e a quarta são as anomalias cognitivas, também conhecidas como malformações congénitas, que são anomalias estruturais ou funcionais que podem ser identificadas antes do nascimento ou mais tarde e que ocorrem durante a vida intra-uterina. Os resultados mostraram que as quatro principais causas de mortalidade de menores de cinco anos em países com elevado desenvolvimento humano são doenças não transmissíveis, ao contrário dos países com baixo desenvolvimento humano, onde tanto as doenças transmissíveis como as não transmissíveis constituem um problema importante.

As doenças transmissíveis, como a malária, não causam mortes nos países de elevado desenvolvimento humano e apenas 5,68% nos países de médio desenvolvimento humano, mas causam mais mortes nos países de baixo desenvolvimento humano, onde representam 15,20% de todas as mortes. As doenças não transmissíveis, como as lesões, que são uma das principais causas de (70)

A mortalidade devida a doenças diarreicas em países com um elevado nível de desenvolvimento humano é muito inferior à devida a doenças transmissíveis. Além disso, as doenças diarreicas representam 27,08% dos óbitos nos países com baixo desenvolvimento humano, ao passo que representam apenas 5,55% e 22,25% dos óbitos nos países com alto e médio desenvolvimento humano, respetivamente. Podemos verificar que os países com baixo desenvolvimento humano têm mais doenças transmissíveis como principal causa de mortalidade de menores de cinco anos, mas que à medida que o desenvolvimento humano aumenta, as doenças não transmissíveis começam a desempenhar um papel dominante na mortalidade de menores de cinco anos. Devemos também ter em conta que isto não significa que os países com baixo desenvolvimento humano não tenham problemas com doenças não transmissíveis, de facto têm uma dupla carga de doença, mas as doenças transmissíveis causam mais mortes do que as doenças não transmissíveis.

Outras causas de mortalidade, como o VIH, não causam mortes entre crianças em países com um elevado nível de desenvolvimento humano, mas são motivo de grande preocupação em países com um baixo nível de desenvolvimento humano. Além disso, o VIH é a segunda principal causa de morte nos países de desenvolvimento médio, porque os países desta categoria têm a maior prevalência de VIH do mundo, incluindo a África do Sul, o Botsuana e a Namíbia. O VIH é a quarta principal causa de morte nos países menos desenvolvidos, porque a prevalência do VIH nestes países, como a Zâmbia e Madagáscar, é relativamente baixa. Outras doenças transmissíveis, como o sarampo e o tétano, são muito raras em todas as sub-regiões devido aos programas de vacinação gratuitos e obrigatórios implementados em todos os países da SADC. No entanto, alguns grupos de pessoas ainda se opõem à vacinação, razão pela qual estas doenças preveníveis por vacinação ainda não foram eliminadas ou erradicadas. A malária não é um problema tão grande nos países desenvolvidos como nos países menos desenvolvidos, porque a malária é endémica em países com baixo desenvolvimento humano.

As doenças diarreicas são responsáveis por apenas 5% da mortalidade total nos países com elevado desenvolvimento humano, em comparação com 22,25% e 27,08%, respetivamente, nos países com desenvolvimento humano médio e baixo. Este facto deve-se a um melhor acesso ao saneamento e ao abastecimento de água nos países altamente desenvolvidos, mas o problema do saneamento e da água continua a ser um importante desafio de saúde pública nos países pouco desenvolvidos.

5.2.2. Por geografia

Os resultados mostraram que as causas da U5M diferem entre as duas sub-regiões geográficas da SADC de acordo com os grupos climáticos de Koppen-Geiger, nomeadamente os climas secos e os climas húmidos de latitude média com invernos suaves.

A principal causa de mortalidade infantil na sub-região seca é o VIH/SIDA. Os países desta sub-região seca são o Botswana, Angola, Lesoto, Namíbia, Zimbabué, África do Sul e Suazilândia. A razão pela qual o VIH é a principal causa de U5M é que estes sete países ainda têm a maior prevalência de VIH/SIDA no mundo de hoje. De acordo com a OMS (2016), os países com maior prevalência de VIH no mundo são a Suazilândia, o Botsuana, o Lesoto, a África do Sul, o Zimbabué e a Namíbia, com taxas de prevalência em adultos de 28, 25, 23, 19, 17 e 16, respetivamente. [th] No entanto, o VIH é a 11ª causa de infeção pelo VIH em adultos.

Os países da sub-região de latitude média húmida têm uma prevalência muito baixa de VIH nos adultos e o problema da transmissão de mãe para filho não é muito significativo. Por exemplo, países como as Maurícias têm uma prevalência de VIH de apenas 0,9 entre as mulheres em idade reprodutiva (ONUSIDA, 2016). As crianças que nascem com VIH têm o sistema imunitário comprometido, o que as coloca em risco de morrer antes dos cinco anos de idade. Por outras palavras, o problema da transmissão do VIH de mãe para filho faz com que mais crianças nasçam com o vírus. Por conseguinte, os países desta sub-região devem concentrar-se mais em programas de prevenção da transmissão vertical do VIH para resolver o problema da mortalidade de menores de cinco anos.

A segunda principal causa de mortalidade na sub-região seca é a prematuridade. Um bebé prematuro é aquele que nasce antes das 37 semanas de gestação. As crianças nascidas antes das 37 semanas são prematuras e enfrentam riscos acrescidos de complicações e mortalidade. Os bebés que nascem prematuramente devem, por isso, ser mantidos em cuidados intensivos para poderem sobreviver. Dado que os países da SADC não dispõem de equipamento e de prestadores de cuidados suficientes para cuidar destes bebés prematuros, a maioria não o poderá fazer.

A terceira causa principal de U5M na sub-região seca é a infeção aguda do trato respiratório inferior. As infecções agudas do trato respiratório inferior incluem infecções que afectam o trato respiratório, como a bronquiolite e a bronquite aguda, a tosse convulsa e a gripe, bem como a pneumonia, que é uma infeção dos alvéolos pulmonares. É a principal causa de morte de crianças em todo o mundo, com uma prevalência mais elevada nos países em desenvolvimento.

Além disso, o paludismo não é um problema importante na sub-região seca da SADC em comparação com a sub-região húmida de latitude média. Por exemplo, o paludismo é a principal causa de mortalidade infantil em países como a RDC e Moçambique. A malária é uma doença tropical extremamente sensível ao clima e a sua distribuição depende do clima, uma vez que o clima preferido dos mosquitos é o da sub-região de clima húmido de latitude média da SADC, que inclui países como a Tanzânia, Moçambique, Malawi, RDC, Zâmbia e os países insulares do Oceano Índico, Madagáscar, Maurícias e Seychelles. Embora países como a Maurícia e as Seychelles estejam na sub-região de clima húmido de latitude média, o paludismo não é uma causa de morte em crianças. No entanto, os outros países desta sub-região enfrentam um grave problema de malária, e a doença mata milhares de crianças todos os anos.

Outras doenças transmissíveis, como a tosse convulsa, o sarampo e o tétano, têm taxas de mortalidade muito baixas em crianças com menos de cinco anos, graças a programas intensivos de imunização em todos os países da região da SADC. Embora seja obrigatório que todas as crianças sejam vacinadas contra doenças evitáveis por vacinação, como o sarampo e o tétano, algumas pessoas na região da SADC ainda não vacinam os seus filhos por razões culturais, razão pela qual ainda se registam algumas mortes devido a estas doenças evitáveis.

5.3. Conclusão

Este estudo explorou as principais causas da mortalidade de menores de cinco anos nos Estados membros da Comunidade de Desenvolvimento da África Austral. O principal objetivo deste estudo era explorar as causas da mortalidade de menores de cinco anos, uma vez que os países desta região ainda têm a taxa de mortalidade de menores de cinco anos mais elevada. A compreensão das causas ajudará cada país e a região como um todo a adotar medidas, incluindo políticas e programas, para resolver este problema. Sem uma compreensão clara das causas, pode ser difícil encontrar formas de resolver o problema. As causas da U5M são diferentes de país para país, como mostram os resultados, pelo que a recomendação a propor será específica para cada país e sub-região.

As principais causas de mortalidade de menores de 5 anos nos países da SADC são a prematuridade, as infecções agudas do trato respiratório inferior, a asfixia e os traumatismos de parto, o VIH/SIDA, as doenças diarreicas, as lesões, a septicemia e a malária. Outras causas de morte, em número relativamente reduzido, incluem a meningite, o sarampo, a tosse convulsa e o tétano. As causas de morte variam de país para país, mas alguns países apresentam semelhanças. Por exemplo, o VIH/SIDA é a principal causa de mortalidade de menores de 5 anos em quatro países - Suazilândia, Lesoto, África do Sul e Zimbabué - enquanto a malária continua a ser um grande problema na RDC e em Moçambique. A prematuridade é também a principal causa de morte em países como o Botswana, o Malawi, as Maurícias e a Namíbia. Além disso, as infecções respiratórias agudas inferiores são a principal causa de morte em Angola, Madagáscar, Tanzânia e Zâmbia. A razão pela qual a malária causa mais mortes em alguns países é o facto de a doença ser endémica nesses países, e a razão pela qual o VIH é a principal causa de morte em quatro países é o facto de a prevalência do VIH entre os adultos ser elevada nesses países.

Existem certos padrões identificáveis de causas de mortalidade infantil nos países da SADC, dependendo da situação económica nacional ou do nível de desenvolvimento humano, bem como da localização geográfica. Nos países com um índice de desenvolvimento humano elevado, as causas da TMI são principalmente as doenças e condições não transmissíveis, como a prematuridade, a asfixia e os traumatismos de parto, bem como as lesões. Nos países com um índice de desenvolvimento humano médio, as principais causas da mortalidade infantil já não são as doenças não transmissíveis, mas estes países enfrentam uma dupla carga de doença. As doenças transmissíveis, como o VIH/SIDA e as infecções respiratórias agudas inferiores, e as doenças não transmissíveis, como a asfixia e os traumatismos de parto, as lesões e a prematuridade, são as principais causas de mortalidade nos países com um desenvolvimento humano médio. As principais causas de mortalidade de menores de 5 anos em países com um baixo índice de desenvolvimento humano são as doenças transmissíveis, como as infecções agudas do trato respiratório inferior, as doenças diarreicas, o VIH/SIDA e a malária.

Em termos de localização geográfica ou de condições climáticas, o VIH/SIDA é a principal causa de morte nos países da sub-região seca da SADC, uma vez que estes países têm uma prevalência muito elevada de VIH entre os adultos, ao passo que o VIH causa relativamente menos mortes nos países da sub-região húmida de latitude média. A malária é também uma das principais causas de mortalidade de menores de 5 anos nos países da sub-região de latitude média húmida com invernos amenos, uma vez que é endémica nestes países, ao passo que não constitui um problema nos países da sub-região seca da SADC. Outras causas de mortalidade, como as infecções respiratórias agudas inferiores, a prematuridade, a asfixia e os traumatismos de parto, constituem um desafio importante em ambas as sub-regiões geográficas. Outras causas de mortalidade, como o sarampo, o tétano e a tosse convulsa, são responsáveis por um número muito baixo de U5M em ambas as sub-regiões.

5.4. Limites do estudo

Este estudo é um estudo exploratório das causas da mortalidade de menores de cinco anos nos estados membros da SADC. Os padrões de mortalidade de menores de cinco anos foram explorados utilizando dados sobre as causas da mortalidade de menores de cinco anos em cada um dos 15 países. Uma das limitações deste estudo é a forma como os dados foram recolhidos em cada país, se foram ou não recolhidos de forma uniforme para permitir uma comparação justa. Independentemente desta limitação, os dados da OMS são muito fiáveis.

5.5. Recomendação

Recomendação 1: Países com um IDH elevado

Os dois países classificados na categoria de "desenvolvimento humano elevado" têm uma taxa de mortalidade de menores de cinco anos que já está abaixo da meta de 25 mortes por 1000 nados vivos estabelecida pelos Objectivos de Desenvolvimento do Milénio. Neste caso, estes países estão muito bem, mas as principais causas da mortalidade de menores de cinco anos são as doenças não transmissíveis, como as lesões, a prematuridade e as anomalias congénitas. Lesões como as causadas por queimaduras, quedas, afogamento, tráfego rodoviário e envenenamento têm de ser abordadas através da sensibilização de todos, especialmente dos pais, para os riscos de lesões nas crianças e para a forma de as prevenir. As partes interessadas, como o Ministério da Saúde e outras ONG que se dedicam à saúde das crianças, devem unir-se em torno de um conjunto comum de objectivos e estratégias para reduzir estes problemas.

Recomendação 2: Países com IDH médio

Os países com um Índice de Desenvolvimento Humano médio enfrentam um duplo fardo de doenças, e todos os quatro países desta categoria têm uma TMM5 que permanece acima da meta dos ODM. O VIH é um problema grave nestes países, com muitas crianças a nascerem com o vírus ou a serem infectadas à nascença ou no início da vida. Por conseguinte, estes países devem intensificar os seus programas para eliminar a transmissão do VIH de mãe para filho. As partes interessadas, como o Ministério da Saúde e outras ONG e organizações como a ONUSIDA, devem sensibilizar e educar as pessoas sexualmente activas sobre práticas sexuais seguras e como prevenir a transmissão do VIH de mãe para filho. É também da responsabilidade de cada governo fornecer ARVs para que o vírus do VIH não seja transmitido da mãe para o feto ou para o bebé.

Recomendação 3: Países com IDH baixo

Todos os países com um Índice de Desenvolvimento Humano baixo têm um longo caminho a percorrer para alcançar os ODS até 2030. Por exemplo, Angola tem uma taxa de mortalidade de menores de cinco anos de 157 e precisa de a reduzir para menos de 25 até 2030. Estes países também enfrentam um duplo fardo de doenças, embora as doenças transmissíveis desempenhem um papel importante. As doenças transmissíveis como as infecções respiratórias agudas, o VIH, as doenças diarreicas e outras doenças transmissíveis estão na origem desta inaceitável taxa de mortalidade de menores de cinco anos. As doenças diarreicas são causadas pela falta de saneamento e de acesso à água potável. Os ministérios da saúde e outros ministérios devem, por conseguinte, criar programas para melhorar o acesso da população à água potável. É igualmente necessário melhorar a qualidade das habitações, uma vez que algumas casas não são bem ventiladas, o que aumenta o risco de contrair infecções respiratórias agudas inferiores. Por último, todos os países devem continuar com os programas de vacinação obrigatória, uma vez que estes ajudam a reduzir o número de mortes de crianças por doenças evitáveis através da vacinação.

Recomendação 4: Sub-região de clima seco

Os países das regiões secas da SADC enfrentam um grande desafio, o VIH, que resulta na mais elevada taxa de mortalidade infantil. Os filhos de mães seropositivas nascem com o vírus ou são infectados nos primeiros dias após o nascimento. Por conseguinte, é necessário proporcionar educação sanitária às mães, a fim de reduzir a transmissão do VIH de mãe para filho. Os países desta sub-região seca da SADC - África do Sul, Suazilândia, Zimbabué, Lesoto e Botsuana - têm a maior prevalência de VIH do mundo. As partes interessadas, como o Ministério da

Saúde e outras ONG e organizações como a ONUSIDA, devem sensibilizar e educar as pessoas sexualmente activas para a prática de sexo seguro e informá-las sobre como prevenir a transmissão do VIH de mãe para filho, para que estes países possam atingir as metas dos ODS até 2030.

Recomendação 5: sub-região de climas húmidos de latitude média com invernos suaves

A principal causa de mortalidade nos climas húmidos de latitude média da SADC é a prematuridade, seguida da infeção aguda do trato respiratório inferior. Por conseguinte, é necessário educar as mulheres em idade fértil sobre a forma de prevenir os nascimentos prematuros. A educação sanitária também ajuda a ensinar as mães de bebés prematuros a cuidar dos seus filhos. A malária continua a ser um problema nestes países, com exceção das Seychelles, Madagáscar e Maurícia. Por conseguinte, é necessário aumentar o número de crianças que dormem com redes mosquiteiras, a fim de evitar a morte por malária entre as crianças com menos de cinco anos. O Ministério da Saúde e as ONG como a Africa Fighting Malaria (AFM), TAMTAM e Roll Back Malaria, entre outras, devem aumentar a distribuição gratuita de redes mosquiteiras para prevenir o paludismo nas crianças.

Lista de referências

Adebayo, S. B. e Fahrmeir, L. (2005). Análise da mortalidade infantil na Nigéria utilizando modelos de sobrevivência geoaditivos em tempo discreto. *Statistics in Medicine, 24((5),)*, 709-728.

Agadjanian, V. e Prata, N. (2003). Civil war and child health: regional and ethnic dimensions of child immunization and malnutrition in Angola. *Social science & medicine, 56*(12), 2515-2527.

Aguayo, V. M., Kahn, S., Ismael, C., & Meershoek, S. (2005). Deficiência de vitamina A e mortalidade infantil em Moçambique. *Public health nutrition, 8*(1), 29-31.

Armstrong, S. J., Bryce, J., de Savigny, D., Lambrechts, T., Mbuya, C., Mgalula, e Wilczynska, K. (2004). The effect of Integrated Management of Childhood Illness on observed quality of care of under-fives in rural Tanzania. *Health Policy and Planning, 19*(1), 1-10.

Avogo, W. A., e Agadjanian, V. (2010). Migração forçada e saúde e mortalidade infantil em Angola . *Ciências Sociais e Medicina, 70(1),* 53-60.

Baker, P. (2008). On the relationship between economic growth and improved health: Some lessons for health-conscious developing countries. *Radical Statistics, 98(1),* 25-37.

Betran, A. P., de Onis, M., Lauer, J. A., & Villar, J. (2001). Ecological study of the effect of breastfeeding on infant mortality in Latin America (Estudo ecológico do efeito da amamentação na mortalidade infantil na América Latina). *Bmj, 323*(7308), 303.

Boschi-Pinto, C., Velebit, L., & Shibuya, K. (2008). Estimating child mortality due to diarrhoea in developing countries *Bula World Health Organ, 86(9),* 710-717.

Bradshaw, D., Bourne, D. e Nannan, N. (2003). Quais são as principais causas de morte entre as crianças sul-africanas? *MRC Policy Brief & Unicef, 3*(1).

Cawthra, G. (1997). Cooperação sub-regional em matéria de segurança: A Comunidade de Desenvolvimento da África Austral em perspetiva comparada. *Centro de Southern African Studies, 13.*

Conceicao, G. M., Miraglia, S. G., Kishi, H. S., Saldiva, P. H. e Singer, J. M. (2001). Poluicao do ar e mortalidade infantil: um estudo de serie temporal em Sao Paulo, Brasil. *Environmental Health Perspectives, , 109*((Suppl 3),), 347.

Coutsoudis, A., Pillay, K., Kuhn, L., Spooner, E., Tsai, W. Y., Coovadia, H. M., & , & Group, S. A. V. A. S. (2001). Method of feeding and transmission of HIV-1 from mothers to children by 15 months of age: prospective cohort study from Durban, South Africa. *Aids, 15*(3), 379-387.

Crampin, A. C., Floyd, S., Glynn, J. R., Madise, N., Nyondo, A., Khondowe, M. M , ... , & Fine, P. E. (2003). The long-term impact of HIV and orphanhood on the mortality and physical well-being of children in rural Malawi. *Aids, 17(3),* 389-397.
Creek, T. L., Kim, A., Lu, L., , Bowen, A., Masunge, J., Arvelo, W., ... &, & Zaks, L. (2010). Hospitalização e mortalidade entre crianças não amamentadas durante um grande surto de diarreia e desnutrição no Botsuana, 2006. *JAIDS Journal of Acquired Immune Deficiency Syndromes, 53* (1), 14-19.
Cutts, F. T., Dos Santos, C., Novoa, A., David, P., Macassa, G., & Soares, A. C. (1996). Mortalidade infantil e materna durante um período de conflito na cidade da Beira, Moçambique. *Revista Internacional de Epidemiologia, 25*(2), 349-356.
Fawzi, W. W., Msamanga, G. I., Hunter, D., Renjifo, B., Antelman, G., Bang, H., ... , & Spiegelman, D. (2002). Randomized trial of vitamin supplements in relation to transmission of HIV-1 through breastfeeding and early child mortality. *Aids, 16(14),* 1935-1944.
Faye, M. L., McArthur, J. W., Sachs, J. D., & Snow, T. (2004). Challenges facing landlocked developing countries . *Journal of Human Development, 5*(1), 31-68.
Galiani, S., Gertler, P., & Schargrodsky, E. (2005). Water for life: The impact of the privatization of water services on infant mortality (Água para a vida: O impacto da privatização dos serviços de água na mortalidade infantil). *Journal of political economy, 113*(1), 83-120.
Garenne, M. e Gakusi, A. E. (2006). Vulnerability and resilience: determinants of trends in under-five mortality in Zambia (Vulnerabilidade e resistência: factores determinantes das tendências da mortalidade de menores de cinco anos na Zâmbia). *World Development, 34*(10), 17651787.
Garrib, A., Jaffar, S., Knight, S., Bradshaw, D., & Bennish, M. L., 11(12), . (2006). Rates and causes of child mortality in an area of high HIV prevalence in rural South Africa. *Tropical Medicine & International Health, 11*(12), 18411848.
Global_Issues (2016). Atualmente, cerca de 21 000 crianças morreram em todo o mundo.
Globalissues.org . De http://www.globalissues.org/article/715/today-21000-children-died-around2the-world
Goldenberg, R. L., Culhane, J. F., lams, J. D., & Romero, R. (2008). Epidemiology and causes of preterm birth (Epidemiologia e causas do nascimento prematuro). *The Lancet, 371*(9606), 75-84.
Hassan, F. M. (2002). *Lesotho: Development in a Challenging Environment: A Joint Assessment by the World Bank and the African Development Bank*: Publicações do Banco Mundial.
Herp, M. V., Parque, V., Rackley, E., & Ford, N. (2003). Mortality, violence and lack of access to health care in the Democratic Republic of Congo (Mortalidade,

violência e falta de acesso a cuidados de saúde na República Democrática do Congo). *Disasters, 27*(2), 141-153.
Ibeh, C. C. (2008). O baixo índice de mortalidade materna da Nigéria é um problema de utilização dos cuidados de saúde? Um estudo de caso do Estado de Anambra. *Afr. J. Reprod. Health, 12(1),* 132-140.
IndexMundi. (2016). Taxas de mortalidade por país - Mapa temático - Mundo (2016).
Indexmundi.com . Extrato de http://www. indexmundi. com/map/?v=26
Kabemba, C. (2006). South Africa and the DRC: Is a stable and developing state possible in the Congo (pp. 151-171): O papel da África do Sul na resolução de conflitos e na pacificação em África.
Kembo, J. e Van Ginneken, J. K. (2009). Determinants of infant and child mortality in Zimbabwe: Results from multivariate risk analysis . *Demographic Research, 21,* 367-384.
Khamfula, Y. e Huizinga, H. (2004). A Comunidade de Desenvolvimento da África Austral: apta para uma união monetária? *Journal of Development Economics, 73(2),* 699-714.
Khun, S. e Manderson, L. (2008). Poverty, user fees and ability to pay for health care forchildren with suspected dengue in rural Cambodia .
Revista internacional para a equidade na saúde, 7(1), 10.
Kinney, M. V., Kerber, K. J., Black, R. E., Cohen, B., Nkrumah, F., Coovadia, H., ... , & Lawn, J. E. (2010). Mães, recém-nascidos e crianças na África Subsariana: onde e porque é que morrem ? *PLoS Med, , 7*(6), 100-294.
Kuhn, L., Aldrovandi, G. M., Sinkala, M., Kankasa, C., Semrau, K., , Mwiya, M., ... , & Bulterys, M. (2008). Effects of early, abrupt weaning on HIV-free survival of children in Zambia (Efeitos do desmame precoce e abrupto na sobrevivência de crianças sem VIH na Zâmbia). *New England Journal of Medicine, 359*(2), 130-141.
Liu, L., Oza, S., Hogan, D., Perin, J., Rudan, I., Lawn, J. E., & Black, R. E. (2015). Causas globais, regionais e nacionais da mortalidade infantil em 2000-2013,
com projecções para informar as prioridades pós-2015 : uma atualização sistemática
análise . *The Lancet, 385(9966),* 430-440.
Macassa, G., Ghilagaber, G., Bernhardt, E., Diderichsen, F. e Burstrom, B. (2003). Desigualdades na mortalidade infantil em Moçambique: diferenciais por posição socioeconómica dos pais. *Social science & medicine, 57*(12), 22552264.
Madise, N. J., Banda, E. M., & Benaya, K. W. (2003). Infant mortality in Zambia: socioeconomic and demographic correlates (Mortalidade infantil na Zâmbia: correlações socioeconómicas e demográficas). *Social Biology, 50(1-2),* 148166.
Marinda, E., Humphrey, J. H., Iliff, P. J., Mutasa, K., Nathoo, K. J., Piwoz, E. G. e

Group, Z. S. (2007). Child mortality according to maternal and infant HIV status in Zimbabwe. *Jornal de doenças infecciosas pediátricas, 26* (6), 519526.
Matlosa, K. (2007). O Estado, a democracia e o desenvolvimento na África Austral. *World Futures, 63*(5-6), 443-463.
McCarthy, N. (2015). Infográfico: Taxas de mortalidade infantil no mundo após 1950. Infográficos do Statista . Recuperado de https://www. statista. com/chart/3410/global-child-mortality-rate
Mehta, S., Hunter, D. J., Mugusi, F. M., Spiegelman, D., Manji, K. P., Giovannucci, E. L., ... & Fawzi, W. W. (2009). Resultados perinatais, incluindo a transmissão do VIH de mãe para filho, e mortalidade infantil e a sua associação com o estado da vitamina D materna na Tanzânia. *Journal of Infectious Diseases, 200(7),* 1022-1030.
Mobley, C. C., Boerma, J. T., Titus, S., Lohrke, B., Shangula, K., & Black, R. E. (1996). Estudo de validação de um método de autópsia verbal para causas de mortalidade infantil na Namíbia. *Journal of Tropical Pediatrics, 42*(6), 365-369.
Mturi, A. J., & Curtis, S. L. (1995). The determinantsThe determinants of infant and child mortality in Tanzania. ants of infant and child mortality in Tanzania. *Health Policy and Planning, 10(4),* 384-394.
Ngoma, N. (2005). Perspectivas para uma comunidade de segurança na África Austral. *Instituto de Estudos de Segurança.*
Notkola, V., Tim^us, I. M. e Siiskonen, H. (2004). Impact on mortality of the AIDS epidemic in northern Namibia assessed using parish registers. *Aids, 18(7),* 1061-1065.
Olusegun, O. L., Ibe, R. T. e Micheal, I. M. (2012). Redução da mortalidade materna e infantil: A experiência nigeriana. *Revista Internacional de Enfermagem e Obstetrícia, 4*(3), 33-39.
Omariba, D. e Boyle, M. H. (2007). Family structure and child mortality in SubSaharan Africa: cross-national effects of polygyny *Journal of Marriage and Family, 69(2),* 528-543.
Oosthuizen, G. H. (2006). A Comunidade de Desenvolvimento da África Austral: a organização, as suas políticas e perspectivas. *Instituto para o Diálogo Global.*
Padarath, A., Chamberlain, C., McCoy, D., Ntuli, A., Rowson, M., & Loewenson, R. (2003). ealth *personnel in Southern Africa: confronting má distribuição e fuga de cérebros.*
Pelletier, D. L., Frongillo Jr, E. A., Schroeder, D. G., & Habicht, J. P. (1995). The effects of malnutrition on child mortality in developing countries . *Boletim do Órgão Mundial de Saúde, 73*(4), 443.
Peresuh, M. e Ndawi, O. P. (1998). Educação para todos - os desafios para um país em desenvolvimento: a experiência do Zimbabué. *Revista Internacional de Educação Inclusiva, 2*(3), 209-224.

Prunier, G. (2009). *Do genocídio à guerra continental: o conflito "congolês" e a crise da África contemporânea. Hurst & Co*. Hurst & Co.
Rice, A. L., Sacco, L., Hyder, A., & Black, R. E. (2000). A desnutrição como causa subjacente de mortes de crianças associadas a doenças infecciosas nos países em desenvolvimento. *Boletim da Organização Mundial de Saúde, 78* (10), 1207-1221.
Romieu, I., Gouveia, N., Cifuentes, L. A., de Leon, A. P., Junger, W., Vera, J., ... , & Carbajal-Arroyo, L. (2012). Estudo multicêntrico da poluição do ar e mortalidade na América Latina (o estudo ESCALA). *Relatório de Pesquisa (Instituto de Efeitos na Saúde), 171*(5-86).
SADC. (2008a). *ESTRATÉGIA DE SAÚDE SEXUAL E REPRODUTIVA PARA A REGIÃO DA SADC 2006-2015*. Extraído de
SADC. (2016). Factos e Números da SADC. Obtido em http://www.sadc.int/about-sadc/overview/sadc-facts-figures/
SADC. (2008b). Estratégia de saúde sexual e reprodutiva para a região da SADC.
Shapiro, R. L., Lockman, S., Kim, S., Smeaton, L., Rahkola, J. T., Thior, I., . Janoff, E. N. (2007). Infant Morbidity, Mortality, and Breast Milk Immunologic Profiles among Breast-Feeding HIV-Infected and HIV- Uninfected Women in Botswana. *Journal of Infectious Diseases, 196(4),* 562-569.
Thomas, N. H. (2003). Land reform in Zimbabwe . *Third World Quarterly, 24*(4), 691-712.
ONU. (2015). *Relatório dos Objectivos de Desenvolvimento do Milénio 2015*. Obtido em http://www.un. org/millenniumgoals/2015 MDG Report/pdf/MDG%202015%20rev%20(July%201).pdf
Nações_Unidas. (2015). *Relatório sobre os Objectivos de Desenvolvimento do Milénio 2015. Departamento de Assuntos Económicos e Sociais, & Nações Unidas. Departamento de Informação Pública.* . Obtido de
Urassa, M., Isingo, R., Mwaluko, G., Ngalula, J., Boerma, T., Marston, M., & Zaba, B. (2002). *Impact of HIV on maternal and infant mortality in rural Tanzania*: Carolina Population Center.
Verhoeff, F. H., Le Cessie, S., Kalanda, B. F., Kazembe, P. N., Broadhead, R. L., & Brabin, B. J. (2004). Mortalidade infantil pós-neonatal no Malawi: a importância da saúde materna. *Annals of Tropical Paediatrics, 24*(2), 161169.
Victora, C. G. e Barros, F. C. (2001). Mortalidade infantil por causas perinatais no Brasil: tendências, padrões regionais e possíveis intervenções. *São Paulo Medical Journal, 119(1),* 33-42.
VOA. (2015). Zimbabué acolhe reunião dos Ministros da Saúde da SADC Retrieved from http://www.voazimbabwe.com/aZzimbabwe-convenes-sadc-health-ministers-meeting/2596971.html
Walker, C. F., Ezzati, M., & Black, R. E. (2009). Mortalidade infantil global e regional e carga de doença atribuível à deficiência de zinco. *Jornal Europeu de*

Nutrição Clínica, 63(5), 591-597.
OMS. (2016). *Crianças: reduzir a mortalidade.* Recuperado de: http: //www. who. int/mediacentre/factsheets/fs 17 8/en/
Banco Mundial. (2016). PIB per capita (US$ corrente) | Dados | Tabela. Data.worldbank.org . Recuperado de http://data.worldbank. org/indicator/NY. GDP.PCAP. CD
Banco Mundial. (2016). *Taxa de mortalidade, menores de 5 anos (por 1 000) | Dados | Tabela (2016).*
Data.worldbank.org . Recuperado de : http : //data. worldbank. org/indicator/SH.DYN. DEATH
Banco Mundial. (2016). *Taxa de mortalidade, menores de 5 anos (por 1.000).* . Recuperado de: http: //data. worldbank. org/indicator/SH.DYN. DEATH

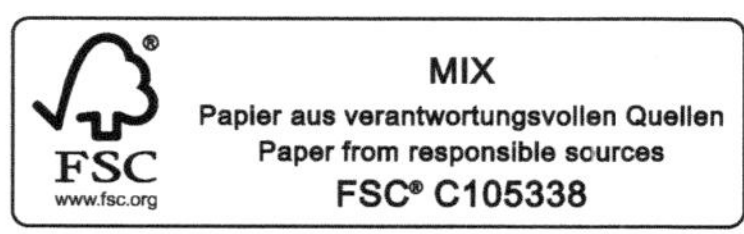

Printed by Books on Demand GmbH, Norderstedt / Germany